Maigrir Végétarien

Avant-propos

Que vous soyez végétarien ou bien que vous souhaitiez le devenir et en profiter pour maigrir, ce livre est fait pour vous !

Contrairement à l'idée populaire : l'alimentation végétarienne ne fait pas maigrir. Ce serait même plutôt le contraire si on n'y prend garde.

Soucieux de combler toutes les carences dues à l'éviction des protéines animales ou tout simplement pour calmer une sensation de satiété qui vient moins rapidement depuis l'installation de cette nouvelle manière de manger : les nouveaux végétariens ont tendance à se nourrir d'aliments plus gras, plus goûteux et donc plus riches au niveau énergétique. Devenir végétarien fait parfois grossir et entraîne très souvent des carences alimentaires.

Si vous désirez devenir végétarien mais que vous ne savez pas comment vous y prendre pour que cela reste léger, équilibré et facile, vous trouverez de bonnes bases dans ce guide.

Dans l'idéal, consulter un spécialiste en nutrition (les diététiciens sont formés pour ça) est le meilleur moyen pour éviter de se perdre et se déséquilibrer lorsque l'on souhaite modifier son mode alimentaire mais si vous avez acheté ce livre, je suppose que vous avez écarté cette option pour l'instant.

Si vous avez grossi, il est très important que vous analysiez pourquoi. En général, on ne prend pas du poids, uniquement, à cause de sa manière de s'alimenter. Il y a souvent d'autres facteurs qui entrent dans la ligne de compte et ceux-ci doivent être réglés ou corrigés si vous envisagez de mincir définitivement.

Avez-vous une vie stressante ? Avez-vous eu des soucis ? Pratiquez-vous une activité physique suffisante ? Avez-vous un déséquilibre hormonal ? Est-ce que votre transit est régulier ? Avez-vous des soucis digestifs ? Dormez-vous bien ?

Ces questions peuvent vous guider pour trouver des réponses et essayer de comprendre les raisons de votre prise de poids mais en ce qui concerne les solutions, si celles-ci nécessitent des bilans sanguins ou bien des traitements, il faudra vous adresser à votre médecin traitant. Je vous conseille également de lui **demander son avis avant de changer de régime alimentaire.** Il n'y a rien d'anodin dans le fait de se nourrir autrement et cela peut perturber totalement votre organisme.

Un régime végétarien, comme son nom l'indique, est très riche en végétaux, donc en fibres. **Tel qu'il est proposé dans ce livre, il est adapté aux personnes qui ne souffrent d'aucun souci digestif.** Il n'est pas adapté pour celles qui pourraient, par exemple, souffrir de colopathies fonctionnelles, de diverticules ou autres inflammations diverses du système digestif.

Si vous êtes en obésité sans complications, si vous avez un taux de mauvais cholestérol élevé, de triglycérides élevés ou une glycémie élevée (sans être toutefois diabétique), ce type de régime peut toutefois améliorer la situation.

Si vous êtes déjà végétarien depuis longtemps, vous remarquerez certainement que votre alimentation sera largement simplifiée aux aliments les plus couramment trouvés dans le commerce et peut-être aurez-vous peur d'avoir certaines carences mais je vous expliquerai plus loin mes choix et toutes les fausses informations que les végétariens divulguent en ce qui concerne certains aliments.

Il faut savoir que faire un régime hypo-énergétique (« faible en calories », dans le langage courant) sans protéines animales n'est pas ce qu'il y a de plus simple en matière de nutrition car on tombe très rapidement dans l'ennui.

J'espère toutefois que vous prendrez plaisir à suivre celui-ci et qu'il vous apportera de très bons résultats en termes de kilos perdus.

Les différentes facettes du végétarisme...

De nombreuses raisons peuvent nous pousser à écarter les protéines animales de notre alimentation. Dans un précédent ouvrage qui s'intitule « Moins de Viande », ces aspects sont plus largement développés. Si vous n'êtes pas encore Végétarien, je vous conseille vivement de démarrer par la lecture et l'application des conseils donnés dans celui-ci car il vous aidera à diminuer progressivement votre consommation de protéines animales jusqu'à devenir Végétarien. Cela peut être très perturbant d'entamer un régime amaigrissant et de changer aussi radicalement ses habitudes alimentaires, aussi, y aller progressivement est parfois plus judicieux.

Pour les résumer, voici les deux principales raisons, celles qui sont le plus souvent avouées:

1- Pour des **raisons éthiques** : l'amour des animaux et le fait de ne plus supporter l'idée qu'ils puissent souffrir et mourir pour nous servir de nourriture.
2- Pour des raisons de **prévention santé** : de nombreuses études ont démontré que l'excès de consommation de viande favorisait de nombreux cancers et plus principalement celui du côlon mais

aussi celui du sein. Cela favorise également les maladies cardio-vasculaires, le diabète, l'hypertension et bien d'autres dérèglements. Les nombreuses alertes concernant la mauvaise qualité des viandes et des poissons, dangereuses pour notre santé, nous font peur.

Il y a plusieurs manières de s'y prendre :

Soit en devenant **Flexitarien**. C'est-à-dire que l'on diminue sa consommation de viande et de poisson jusqu'à n'en consommer que de temps en temps. Le Flexitarien est, en gros, un végétarien qui consomme de la viande ou de la chair animale très occasionnellement (souvent au cours de repas familiaux ou lorsqu'il a le sentiment de ne pas avoir trop le choix).

Soit en décidant de ne plus consommer de chair animale (viande, poisson, coquillages) mais de continuer à consommer des produits dérivés tels que les œufs et des produits laitiers : c'est **le Végétarien**.

Soit on décide de supprimer la viande, le poisson, les fruits de mer mais aussi les œufs et les produits laitiers : **dans ce cas-là on devient Végétalien**.

Le Véganisme, qui est un courant à la mode, est un végétalien qui considère que tout ce qui découle de la maltraitance ou du sacrifice animal doit être évité. En plus de l'alimentation citée plus haut, il ne consomme pas de miel, ne porte pas de cuir, surveille de quelle manière sont fabriqués les cosmétiques etc...

Chacun de ces choix est respectable.

Il n'y a pas un seul de ces courants qui soit meilleur qu'un autre. Ils vont tous vers un sens positif envers la planète et le genre humain. Ils ne sont pas nocifs pour la santé, bien au contraire, à condition d'apprendre à connaitre les aliments et à avoir une alimentation variée, ce que nous allons voir ensemble dans cet ouvrage.

Que vous soyez flexitarien, ou végétarien vous pouvez largement suivre les menus donnés en exemple dans ce livre. Si vous êtes végétalien vous devrez remplacer les produits laitiers et les œufs par des produits végétaux mais vous pouvez suivre ce qui est proposé dans les grandes lignes.

Les bases de l'alimentation végétarienne

Sur ce sujet, on entend de tout et surtout du n'importe quoi ! Alors pour ceux qui s'y mettent et qui ne savent pas très bien à quels saints se vouer, voici, le plus simplement possible, les bases essentielles à connaitre en ce qui concerne l'équilibre végétarien.

La variété et la qualité

A PARTIR DU MOMENT OU VOUS DECIDEZ DE NE PLUS MANGER DE TOUT, IL FAUT SURTOUT VEILLER A MANGER MIEUX.

Cela semble simple dit ainsi mais ça ne l'est pas toujours.

Nous vivons dans un monde où l'alimentation est industrialisée et cela va de pair avec une alimentation appauvrie en termes nutritifs.

Comment gérer ceci, concrètement :

Alterner les diverses catégories d'aliments (céréales, légumes, fruits, légumineuses, matières grasses en quantités raisonnables) au cours d'une même journée, et varier les aliments choisis pour chaque catégorie.

Privilégier les aliments de bonne qualité nutritionnelle. Pour ce faire, choisir des fruits et légumes frais et de saison. S'ils sont d'origine Bio, c'est mieux.

Éviter les « calories vides », c'est-à-dire tous les aliments transformés de manière industrielle qui apportent beaucoup de calories pour très peu de micronutriments indispensables (vitamines, minéraux, antioxydants, …) : sucre raffiné, plats préparés très gras et produits dits « raffinés » (sucre blanc, farines « blanches », huiles hydrogénées et margarines les contenant, acides gras trans…).

En clair : un panini au fromage suivi d'un cornet de glace, c'est végétarien mais ce n'est ni varié, ni équilibré !

Les aliments à favoriser pour obtenir cet équilibre et cette variété :

Céréales et tubercules (2 à 3 portions par jour). Les céréales représentent la **première source de protéines** des végétariens. Les céréales complètes sont riches en glucides, fibres et métabolites secondaires. Ils constituent une source de vitamines, (notamment de vitamine B) et de minéraux (fer, zinc, magnésium, entre autres).

Les tubercules (pommes de terre, patate douce, igname, topinambour) fournissent entre autres du calcium et du magnésium.

Aliments riches en protéines : (1 à 2 portions par jour). On retrouvera principalement dans cette gamme des **produits céréaliers, des légumineuses, des légumes et**

des graines, soit, pour vous donner des exemples concrets :

Haricots Mungo, haricots de soja, haricots blancs, **lentilles, pois chiches,** pommes de terre, patate douce, **riz** blanc, riz complet, seigle, **quinoa,** maïs, arachides, amandes, persil, noix, **tofu,** mais aussi dans le brocoli, les épinards, le chou, l'ail, le chou-fleur… dans le pain, les pâtes, la semoule de couscous, le **boulgour**…

En vérité, il y a des protéines dans de nombreux aliments mais dans certains plus que d'autres, c'est une bonne raison pour essayer de varier le plus possible son alimentation.

Contrairement à un vieux mythe, il n'y a aucune nécessité d'associer céréales et légumineuses. Cette ancienne recommandation visait à rapprocher l'apport quotidien en acides aminés de celui qu'on obtient avec une alimentation riche en produits animaux. Aujourd'hui on sait désormais que dans une alimentation excédentaire comme celle des pays industrialisés, il faut plutôt s'éloigner de cette proportion et **privilégier la consommation de protéines végétales.**

Légumes (au moins 400 g, soit 3 portions par jour).

Les légumes frais, y compris les aliments frais chauds n'ayant pas subi de cuisson excessive, constituent aussi une source importance de vitamines, de minéraux, de métabolites secondaires et de fibres.

Œufs (0 à 4 par semaine)

Les œufs sont une excellente source de protéines, de vitamines A, D, B12, Fer, mais aussi des quantités importantes d'acides gras saturés et de cholestérol.
Les dernières études scientifiques ont démontré toutefois que les œufs n'étaient pas responsables de l'élévation du taux de mauvais cholestérol sanguin dans le cadre d'une alimentation variée et équilibrée. On les limite tout de même à 4 (6 maximum) par semaine car sans cela, on n'obtiendrait pas autant de variété d'aliments.

Noix et graines (30 – 60 g par jour)

Les noix, les amandes, les noisettes et les graines contiennent des acides gras essentiels. Elles fournissent des protéines, des vitamines du groupe B, de la vitamine E, des métabolites secondaires et de nombreux minéraux tels que le Calcium, le Magnésium, le Fer et le Zinc.

Dans le cadre d'un régime amaigrissant, il faut savoir que les oléagineux sont non seulement riches en nutriments mais ils le sont aussi en calories puisqu'ils apportent, **en moyenne, 650 kcal pour 100g. À consommer avec modération dans le cadre d'un régime amaigrissant.**

Huiles et graisses végétales (2 à 4 c. à s. par jour)

Nécessaires à l'apport en acides gras essentiels, en vitamine E et à l'absorption des vitamines liposolubles (A, D, E et K). Privilégier les huiles végétales naturelles riches en acide alpha-linolénique et en oméga-3 (huile de chanvre, lin, caméline, noix, colza, pépins de raisin et huile d'olive vierge)

Produits laitiers (0 à 250ml de lait ou yaourt ou 0 à 50g de fromage par jour) Les laitages contiennent du Calcium, des vitamines B2 et B12 et des protéines, mais sont pauvres en Magnésium, Potassium et Fer.

Eau (1 à 2 litres par jour) Eau et boissons non alcoolisées pauvres en calories.

Encas, alcool, sucreries (en petite quantité, le cas échéant). Ces aliments ne sont pas nécessaires pour la santé, mais peuvent être consommés en quantités raisonnables.

***

La vitamine B12, ou cobalamine est produite par des micro-organismes bactériens que l'on trouve exclusivement dans les organes animaux. Les aliments les plus riches sont donc d'origine animale : viande, poisson, œufs et produits laitiers.

Si vous souhaitez favoriser un bon apport de vitamine B 12 en étant végétarien, vous devez consommer principalement du camembert, de l'emmental, du gouda, des œufs de poule qui en contiennent bien plus que les yaourts.

Si vous avez une alimentation Végétalienne (sans aucun produit laitier ni œuf), il n'y a **aucun aliment de source végétale** qui puisse vous permettre de combler cette carence (contrairement à ce qui se dit parfois de certains « super-aliments », voir ceci plus loin). Un complément de vitamine B12 (et parfois en Fer) est en général conseillé.

Chez le Végétalien, la supplémentation en vit B12 est fortement recommandée car cette vitamine joue un rôle très important dans la constitution et la protection du système nerveux.

FER

On trouve principalement du fer non-héminique (c'est-à-dire d'origine non-animale) dans : Les haricots de soja 4mg/100g, dans le sésame 14mg/100g, dans la levure de bière 7.25mg/100g, dans les pois chiches, le tofu 2.7mg/100g, dans le **chocolat noir 17mg/100g**, les graines de courges 15mg/100g , noix de cajou 6.1mg/100g, graines de chia 7.7mg/100g, les lentilles 3.7 mg/100g, les épinards 3.6mg/100g, le quinoa 1.5mg/100g , le persil, mais encore dans les amandes, les flocons d'avoine, la spiruline, la chlorelle et dans de nombreux autres aliments en quantité plus modeste tels que l'avocat, les noix, les abricots, les pruneaux, les brocolis, les haricots verts, les figues, les raisins on comptera en moyenne entre 1 et 3mg/100g. Et aussi dans certains compléments alimentaires du commerce (c'est en général stipulé sur les emballages : « convient aux végétariens, fer non-Héminique »)

Il faut savoir que **la vitamine C favorise son assimilation** mais qu'en revanche, certaines substances telles que les polyphénols présentes dans le thé, s'il est bu trop près des repas, empêche son absorption.

Un détail qui a son importance : les besoins journaliers en Fer sont de 1 à 2 mg pour l'homme et entre 2 et 4 mg pour la femme (6 mg pendant la grossesse). **La quantité de fer absorbé n'est pas la totalité du fer présent dans l'aliment.** Dans une source animale, il est de 25% mais peut-être de 5 à 15% dans une source végétale.

On a longtemps pensé que les végétariens pouvaient avoir des carences en Fer mais il se trouve que s'ils se nourrissent de manière variée, **ils consomment bien plus de Fer que les omnivores.** Et même si ce Fer, d'origine non-Héminique, est moins bien assimilé par l'organisme, les carences ne sont pas plus fréquentes que chez le reste de la population.

Super-aliments

C'est la grande tendance ces dernières années : dégoter les super-aliments qui nous permettront d'être en super forme, de rester minces, de ralentir le processus de vieillissement et d'éviter les maladies !

J'avoue détester ce terme : ça sent l'arnaque à plein nez ! Combien de couleuvres les professionnels de l'industrie alimentaire essaieront-ils de nous faire gober ?

Un super-aliment, dans l'esprit général, se définit par sa richesse en nutriments mais aussi son originalité, sa rareté, par l'idée absurde que sa découverte est majeure en matière de nutrition et qu'il contient presque une pincée de magie. Son prix élevé est une conséquence de son pouvoir.

L'être humain est majoritairement naïf sur ce qu'il lit ou entend, surtout si on lui suggère qu'il y a, à la base de cette information, une personne ou un organisme reconnu pour son savoir (même si cette fameuse personne n'est connue de personne). Pleins de bonne volonté concernant notre bien-être, nous sommes prêts à croire n'importe quel boniment si celui-ci nous promet Monts et Merveilles, ceci n'est pas nouveau.

Les Végétariens et les Végétaliens, en recherche de l'équilibre alimentaire idéal sont des proies encore plus faciles pour ce business. Pourquoi ? Parce que leur désir de s'éloigner d'une alimentation traditionnelle les attire vers tout ce qui est bizarre, curieux et nouveau alors que dans l'alimentation omnivore, tout n'est pas à jeter. Il y a probablement plus de « super-aliments » dans certains aliments communs, qu'il n'y en a dans ces fameux nouveaux aliments.

Le terme de super-aliments est une expression non scientifique forgée à la fin des années 1990 pour désigner des aliments prétendument dotés d'extraordinaires bénéfices de santé : antioxydants, vitamines, fibres, probiotiques, bons gras, minéraux mais au-delà du buzz marketing, on se demande très sérieusement s'ils méritent leur titre.

On ne peut pas nier que la plupart de ces aliments ont des propriétés nutritionnelles intéressantes. On peut d'ailleurs citer en guise d'exemple les capacités anti-oxydantes exceptionnelles des baies d'Açaï (un petit fruit amazonien qui aurait la capacité de tuer les cellules cancéreuses) sauf que les études qui ont démontré ceci, ont été faites sur les nutriments tirés de l'Açaï et non sur le fruit lui-même.

Il faut savoir qu'il y a très peu d'études poussées sur ces fameux aliments et celles qui ont été réalisées, l'ont été « in vitro » et non pas sur des êtres vivants, « in vivo ».

De nombreux aliments sont dans ce cas-là : la Maca serait aphrodisiaque, le Nopal régulerait la glycémie et pourtant, les résultats sur les êtres humains ont l'air de démontrer qu'ils n'ont pas plus d'effets que les placébos.

Récemment, des fabricants de jus de Goji et d'Açaï ont été condamnés aux Etats unis pour allégations mensongères.

Le problème c'est que les super-aliments n'en veulent pas qu'à notre portefeuille : l'Açaï qui était un aliment de base au Brésil a vu son prix augmenter de 60 fois en moins de dix ans.

C'est en train de devenir la même chose pour le quinoa qui devient rare dans l'assiette des Boliviens…et c'est sans compter sur le coût énergétique puisque **chaque année, près de 817 millions de tonnes d'aliments traversent les océans pour atterrir sur notre table.** N'oublions pas, au passage, que le transport de nourriture est la source la plus importante d'émissions de gaz à effet de serre et elle connait l'augmentation la plus rapide ces dernières années.

Cette notion de transport des aliments est importante pour la planète mais aussi pour la qualité alimentaire : une tomate cueillie près de chez vous, bien mûre, aura toujours plus de propriétés anti-oxydantes que des baies d'Açaï, exceptionnelles en laboratoire, mais qui ont perdu toutes leurs vertus durant le transport.

La liste des vrais super-aliments de notre quotidien :

L'ail : diminue la tension artérielle et le taux de cholestérol. Aurait une action de prévention contre le cancer de l'estomac et de l'intestin. Il stimule le système immunitaire.

Le brocoli : action sur le cholestérol, sur les triglycérides et sur la thyroïde (ne pas en abuser en cas de traitement). Il aurait une action anti-âge, un effet bénéfique sur les yeux, une action anti cancer (la prostate et le sein en particulier), ainsi qu'une action détoxifiante et dépolluante.

La pomme : réputée efficace dans la prévention de certains cancers, pour réduire les risques d'asthme, de diabète et de maladies cardiovasculaires.

L'huile d'olive : sa consommation en quantité modérée, aide à réduire les risques cardio-vasculaires tout comme l'huile de noix, de pépins de raisins et de colza.

L'oignon : puissant anti-inflammatoire et antioxydants. Il contribue à diminuer la tension artérielle et le risque de cancer. Stimule le système immunitaire.

La tomate : sa richesse en fibres, vit C, bêtacarotène et lycopènes en fait un aliment anti-cancer par excellence.

La betterave : riche en fer et en acide folique. Elle fait baisser la tension et augmenterait les performances physiques.

Les épinards : vit K et calcium pour renforcer les os. Vitamine A, excellent pour la vue. Et du fer…

Les noix : antioxydants, magnésium et oméga 3. Bon pour le cerveau, anti-déprime et anti maladies-cardiovasculaires.

La levure de bière : bonne source de sélénium, de chrome et de vit B (mais pas de B12, c'est un mythe). Le chrome aide les personnes atteintes de diabète de type 2 en augmentant leur tolérance au glucose sanguin et en réduisant la quantité d'insuline nécessaire. Il diminuerait aussi le mauvais cholestérol et augmenterait le bon.

Le persil : super riche en vitamine C, en fer (4.67mg/100g), magnésium, potassium et en calcium. Voici ce que vous devez parsemer un peu partout !

Le chocolat noir, en quantité raisonnable n'a plus à démontrer son effet positif sur le stress et la joie de vivre !

Le curcuma : serait aussi efficace que 15 médicaments. Ses vertus anti-inflammatoires et anti-cancer ont été largement annoncé, mais il semblerait que cette molécule soit faiblement absorbée par nos intestins, d'où l'intérêt de la prendre en compléments alimentaires lorsque l'on souhaite se soigner… En version alimentaire, pour améliorer son absorption, il est conseillé de toujours le mélanger avec du poivre noir et de le cuisiner dans un corps gras (huile, lait de coco…)

Et puis voici quelques aliments mis en avant pour augmenter leur consommation :

Le pollen : aurait un effet placébo.

La baie de Goji : de l'exagération. Pas plus intéressant qu'un kiwi ou qu'une gousse d'ail. La vérité, c'est surtout qu'on les connait mal, il y a eu peu d'études sur les baies de Goji et celles qui ont affirmé que c'était des baies miraculeuses portaient sur des quantités astronomiques, rien à voir avec les portions consommées dans la réalité. Ce qu'on sait, c'est qu'elles sont inoffensives mais elles ne sont pas plus « super » qu'un autre fruit.

Les graines de chia : dans le cadre d'une alimentation variée, pourquoi pas ? Sinon, rien de miraculeux ! La pomme de terre est tout aussi nutritive et elle est moins couteuse. Elles sont aussi très caloriques (486 kcal pour 100g), très grasses aussi mais au final, elles contiennent moins d'oméga 3 qu'un poisson gras.

On dit que les graines de chia sont 15 fois plus riches en magnésium que le brocoli, c'est vrai, mais il faut en manger 100g par jour, ce qui n'est pas conseillé car cela vous ferait grossir et aussi parce que cela déclencherait une diarrhée carabinée vue leur richesse en fibres !

Le super-jus d'açaï n'est pas plus riche en antioxydant qu'un verre de vin rouge ou de jus d'orange !

Le kale, un légume à la mode, une variété de chou soit-disant plein de fer, de vitamines, de fibres et d'antioxydants qui en réalité n'est pas plus exceptionnel qu'un autre légume. Il contient moins de vitamine A que les carottes, moins de fer, de magnésium, de potassium que les épinards et moins de fibres que les choux de Bruxelles ! Ceci dit, dans le cadre d'une alimentation variée, il est classé parmi les légumes intéressants mais ne mangez pas que celui-ci.

La spiruline : bonne source de protéines. Ne contient pas de vit B12 contrairement à ce qui est souvent annoncé. Boosterait le système immunitaire (mais pas encore prouvé chez l'homme). On lui prête beaucoup de bienfaits qui ne sont pas réels et de nombreux arguments semblent de la pure fiction. Pourtant de nombreuses personnes ne jurent que sur son effet énergisant alors peut-être que son effet placebo est formidable.

Certaines personnes pensent que cela aide à maigrir, or, on la conseille aussi aux personnes qui souhaitent grossir : à vous de conclure.

L'avocat…c'est la mode de l'avocat cette année ! La star des brunchs. Riche en acides gras qui protègent notre système cardio-vasculaire mais en fait…pas plus qu'un poisson gras ou que l'huile d'olive ! Et surtout : aussi calorique ou voir plus que ces derniers (220 kcal/100g, un avocat *coûte* facilement 280 kcal). L'avocat, c'est bon, mais si vous surveillez votre ligne, n'en abusez pas.

Les algues : les végétariens en consomment beaucoup car on a longtemps dit qu'elles contenaient de la B12. Il semblerait que ce soit une molécule qui ressemble à la B12…sinon, oui cela contient des protéines, du fer, du calcium, de l'iode et du sel dont il ne faut pas abuser.

Il y a de nombreuses variétés d'algues et la plus connue est l'algue Nori dont on se sert pour cuisiner les maki-suschi. Puis il y a le Wakamé qui a un léger goût d'huitre et qui ressemblerait un peu à des épinards. On cuisine cette algue en salade, réhydratée.

L'agar-agar est un gélifiant alimentaire extrait d'algues rouges. On en trouve dans de nombreux plats de régimes et on l'utilise dans certaines recettes car cela fait gonfler les aliments et donne une sensation de satiété.

Les algues n'ont pas de super-pouvoirs mais dans le cadre d'une alimentation végétarienne variée, elles ont un grand intérêt.

***

Mais voilà de quoi terminer ce chapitre, l'argument-clé qui fait la différence entre un super-aliment réel et celui qui n'est que de la poudre aux yeux c'est que la poudre de perlimpinpin est plus rare et plus chère !

Lorsqu'on analyse l'alimentation à travers le monde et ceci depuis des siècles, on ne peut que remarquer une chose importante : **les êtres humains vivent très vieux et conservent un bon état de santé général lorsqu'ils consomment les aliments de saison qui poussent dans leur environnement** (forcément plus riches en substances nutritives, en vitamines et oligo-éléments que ceux qui ont dû subir une cueillette trop précoce et un long voyage pour arriver dans l'assiette) alors si nous repensions un peu à la qualité de nos assiettes en modifiant notre manière de faire notre petit marché ?

Autre chose...

Lorsque l'on dit d'un aliment qu'il est bon pour la santé, cela ne signifie pas qu'il faille en consommer des tonnes !

1 cuillérée à soupe d'huile d'olive est bonne pour votre santé mais une louche est mauvaise. Consommer des tomates en été, c'est bien, mais si vous ne mangez plus que ça vous risquez d'avoir des soucis digestifs. On vous dit que les pommes sont excellentes mais du coup, certains ont éliminé tous les autres fruits pour ne manger que des pommes ! C'est absurde.

La clé de la santé ET de la longévité, c'est la Variété.

Quelques aliments-clés dans l'alimentation végétarienne.

Le soja

On n'aborde jamais un plan alimentaire végétarien ou végétalien sans penser au soja. Quels sont ses points forts et ses points faibles :

L'atout majeur du soja est **sa teneur en protéines** de bonne qualité. C'est de très loin la légumineuse qui en contient le plus. De plus, ces protéines peuvent rivaliser en qualité avec les protéines animales. Une consommation de 20g/jour abaisserait le taux sanguin de cholestérol et réduirait d'autant le risque cardio-vasculaire.

Les graines de soja sont riches en graisses (20%) essentiellement composées d'acides gras polyinsaturés favorables au cœur. Mais ces graisses fournissent surtout un précieux apport en deux acides gras essentiels que l'homme ne sait pas synthétiser : l'acide linolénique (7,5%) et l'acide linoléique (55%).

Le soja fournit aussi de la lécithine qui facilite le développement du système nerveux au cours de la croissance et favorise l'élimination par le foie du cholestérol. La lécithine est largement utilisée par l'industrie alimentaire comme émulsifiant de divers produits, dont le chocolat et la mayonnaise.

Les graines de soja fournissent aussi 35g de sucres lents à absorption étalée, représentant un apport énergétique dense mais peu agressif.

Il a aussi une bonne teneur en vitamines et en sels minéraux de 1ère importance :
vit B, surtout B1 dont la teneur est supérieure à celle de la viande (rôle dans l'assimilation du sucre et à son utilisation par les cellules, surtout les cellules nerveuses qui sont les premières affectées par la carence).
Phosphore 580mg/100g : plus que dans le poisson.
Calcium élevé : 280mg, plus que dans certains fromages affinés ou du yaourt.
Fer : 8,4 mg : deux fois plus que dans les **épinards, un classique du genre.**
Potassium : 1,8g (il est riche) et il contient aussi de nombreux oligo-éléments rares , comme **le zinc :** 3mg, **le cuivre :** 0,9mg, le **manganèse :** 2,3mg, et même **l'iode** (nécessaire au bon fonctionnement de la thyroïde).

Cet aliment fournit une quantité notable de **fibres** solubles qui freinent l'absorption des lipides et des glucides, régulent le transit intestinal et développent une bonne action de satiété.

On a dit beaucoup de chose sur les effets du soja sur la santé…mais il n'y a pas eu assez d'études et au final, celles qui ont été faites n'ont pas prouvé grand-chose : ni le pseudo effet sur le cholestérol, les triglycérides, la masse osseuse chez les femmes ménopausées...en clair, tout ceci n'est pas clair du tout !

Par contre, on sait que le soja est riche en isoflavones qui sont des phyto-oestrogènes. Il y a des isoflavones dans de nombreux oléagineux comme les cacahouètes, le sésame, le lin...puisque le soja est un oléagineux.

Pour info : 50g de farine de soja apporte 65 à 99mg d'isoflavones. 100g de Tofu 22 à 30mg, boisson de soja 250ml : 20mg. Miso 25g : 10 mg.

Pour tout vous dire, les avis sont très contradictoires concernant ces phyto-estrogènes : certains les disent extrêmement bénéfiques et d'autres affirment tout le contraire ! On dit que cela agit préventivement contre certains cancers, en particulier le cancer du côlon et celui du sein mais certains cancérologues les déconseillent. Probablement parce que tous les tests ne sont pas concluants.
Il faut savoir que certains test, apportant un complément de 200mg de phyto-œstrogènes par jour n'ont pas démontré d'incidence sur les cancers mais le doute est là.

Dans ce cas de figure, il me semble que la meilleure conduite à tenir c'est de continuer à consommer « un peu de tout ». Consommer un yaourt au soja et un steak à base de soja de temps en temps ne peut pas dérégler quoi que ce soit. Sinon, il faudrait aussi éliminer les cacahouètes, le sésame, les graines de lin etc…

Une consommation modérée dans le cadre d'une alimentation variée ne présenterait pas de danger.

PRESENTATION ET PRODUITS DERIVES :

Les haricots frais ou congelés de soja. Les chinois les consomment bouillis dans leur cosse et les servent en garniture de viandes, de poissons ou de crustacés.
Les grains de soja secs. Très caloriques (422kcal/100g) et bourrés de protéines, ils se préparent comme des lentilles, trempés puis bouillis dans les soupes ou servis froids pour parsemer les salades.

Les germes de soja sont issus d'une espèce différente, le soja vert ou mungo. Très peu calorique, maigres, leur teneur en protéines est élevée pour un légume vert, servis crus, c'est la classique salade des restaurants chinois, garnie de crevettes ou de crabe ou de poulet. Servis cuit, c'est le légume de base du shop-suey.

Lait de soja et dérivés :

Le tonyu (jus de soja) est obtenu en broyant les grains de soja jaune ; Il apporte autant de protéines que le lait de vache (3,6g/100g). Ce jus de soja laiteux peut être utilisé en remplacement du lait de vache chez les personnes intolérante au lactose. (il est préférable toutefois de veiller à ce que celui-ci soit enrichi en calcium car le soja n'en contient pas et de continuer à consommer des yaourts car le calcium sera mieux assimilé par l'organisme) ; Le tonyu peut être consommé comme du lait, nature ou dans les préparations culinaires.

Le Miso, le Tamari, le shoyu et le tempeh sont issus de la fermentation du soja et sont bien connu des adeptes de la macrobiotique.

Le tofu est un caillé de lait de soja formé pressé. Il s'intègre dans différentes préparations comme les galettes ou steaks du végétarien, les quenelles, les saucisses ou sojanelles ou tofinelles. Le tofu peut aussi s'intégrer à des spécialités traditionnelles comme les quiches, les pâtisseries, par exemple remplacer la viande dans les légumes farcis et enfin enrichir toutes sorte de salades.

La farine de soja,
2 fois plus riche en protéines que la farine de blé, peut servir à confectionner des gâteaux, lier des sauces ou entrer à divers titres dans de nombreuses préparations agro-alimentaires.

L'huile de soja :
C'est l'huile la plus consommée au monde, elle est produite essentiellement aux USA, en Amérique du sud et en Chine.

Elle est obtenue par trituration dans d'énormes concasseurs aplatisseurs et extraite avec un solvant volatil éliminé par distillation.

Sur le plan nutritionnel, c'est l'huile la plus pauvre en acides gras saturés. Elle contient 54% d'acide linoléique, 23% d'acide oléique et 8% d'acide alpha-linolénique. C'est la présence de ce dernier qui réduit sa bonne conservation (oxydation) et génère des odeurs gênantes en friture (elle est surtout utilisée en industrie pour la fabrication de margarines et mayonnaises).

***

Il y a de nombreux autres aliments qui sont aussi intéressants au niveau diététique et nous allons voir lesquels…

Le quinoa

Intéressant pour son parfum et pour la satiété. Le quinoa n'est pas une vraie céréale mais le fruit d'une plante. Pourtant il en possède les qualités nutritionnelles : densité en protéines et en glucides. Son taux de lipides est un peu plus élevé.

Son plus : un taux de protéines bien supérieur à celui du riz (13 % contre 2,3%)

A cuisiner en taboulé (tomates, poivrons, menthe, citron et filet d'huile d'olive) ou mélangé au riz basmati et au boulgour, consommé chaud ou froid, il parfume tous les plats.

Il apporte 378 kcal /100g et 13g de protéines, 15g de lipides et 72g de glucides)

Le boulgour

Aide considérablement à réguler le transit intestinal.

Il s'agit de blé complet cuit, séché et concassé. Il contient à ce titre une bonne quantité de vitamines et de fibres qui « lestent » le bol intestinal. Résultat : on élimine plus facilement. Son plus : **ses fibres** (8g contre 0,8g dans le riz blanc). On l'aime en accompagnement du poisson, avec des petits légumes à la méditerranéenne.

Il apporte 350 kcal /100g et 11,2g de protéines, 2g de lipides et 42g de glucides.

Le millet

Moins connue, c'est pourtant **la céréale la plus intéressante en protéines** et elle a aussi une haute teneur en fibres et en vitamines du groupe B, qui accentue l'effet du Magnésium.

Son plus : sa teneur en **Magnésium** (100mg pour 100g contre 8mg dans le riz), très bénéfique contre le stress.

Comment le déguster : préparé comme un riz au lait, avec du lait d'amandes, de la vanille et du sucre complet. Mais aussi en version chaude, comme le riz, avec une noisette de beurre frais ou de la sauce tomate.

Il apporte 342 kcal /100g et 11g de protéines, 4 g de lipides et 65g de glucides.

L'orge

Pour la vitalité.

Il en existe 2 sortes : l'orge perlé et l'orge mondé.

Le premier est raffiné, le second est complet, avec une écorce riche en nutriments. Les 2 sont d'excellentes sources de vitamines E, de Fer et de Sélénium. Son plus : **le Fer** (10mg/100g) qui prévient les états de fatigue.

C'est bon dans une soupe froide de style gaspacho.

Il apporte 342 kcal/ 100g et 8,6g de protéines, 1,1g de lipides et 78g de glucides.

L'épeautre

Pour la ligne.

C'est un blé rustique, riche en fibres, en protéines, en sels minéraux (Calcium, Magnésium, Phosphore, Fer…). En plus, il **est peu énergétique par** rapport aux autres.

Sa forte teneur en **fibres** favorise le ventre plat.

On l'aime, cuisiné en risotto, avec des légumes et quelques dés de tofu grillé.

Il apporte 217 kcal/ 100g et 8g de protéines, 2g de lipides et 42g de glucides.

La châtaigne

Elle est surtout très riche en **glucides** (38%), en protéines et en minéraux (pour 100g : **Potassium** 600mg, **Magnésium** 45mg mais aussi du **Calcium et du Fer** dans des taux appréciables). Elle contient également de nombreux oligo-éléments comme le manganèse, le cuivre, le zinc, le sélénium et l'iode. Elle contient également de nombreuses vitamines du groupe B (en particulier B1, B2, B5 et B9).

Sa richesse en amidon lui confère la particularité d'être un aliment à index glycémique modéré. Elle est **particulièrement intéressante pour les** sportifs (je la conseille fréquemment sous la forme de polenta aux randonneurs) mais il faut tester votre tolérance personnelle car elle a tendance à provoquer des météorismes.

Farine de châtaigne : 6.2g de protéines, 64.8g de glucides et 3.4g de lipides pour 100g. soit 340kcal (1440 kJ)/100g.

Par quoi je remplace ?

Produits animaux	Produits végétaux
Lait animal	Même volume ou poids de lait végétaux : riz, avoine, amande, soja, coco...
Beurre	Margarine végétale bio Huile de coco Huile végétale (olive, pépin de raisin, sésame non grillé, tournesol)
Crème fraiche épaisse	Crème épaisse au tofu lactofermenté Noix de cajou trempées puis mixées La partie solide du lait de coco en boite, ayant passé 2 jours au frigo Crème de coco
Yaourt au lait animal	Yaourt au lait de soja ou autre préparation à base de lait de coco, d'amandes, ou de noisettes
fromage	Fromages à base de tofu fermenté du commerce
Sauce béchamel	Sauce béchamel végétale : huile, farine, lait végétal
Blanc d'œuf	Jus de pois chiche
La viande	Le seitan (75g de Protéines /100g) Les lentilles (26g de P) Le beurre de cacahuète (25g de P) mais TRES calorique, à éviter pendant le régime. Les graines de chanvre (23g de P) à ajouter dans les salades. Les haricots noirs (21g de P) Les amandes (21g de P) avec modération durant le régime. Les graines de tournesol (21g de P) dans les salades.

	Le tempeh (19g de P) en burger ou à la place du jambon sur la pizza. Le quinoa (14g de P) Les œufs (13g de P) Le fromage cottage (11g de P) mais graisses saturées. L'edamame (11g de P) en apéritif ou collation. Le yaourt grec (10g de P) Le tofu (8g de pP) Le houmous (8g de P)

Quelques explications complémentaires…

Pour ceux qui poussent l'alimentation végétarienne à l'alimentation végétalienne ; **comment remplacer l'œuf** dans les préparations sucrées ou salées :

- 60g de compote (liant, humidifiant)

- 1 petite banane écrasée (liant, humidifiant)

- 1cs de fécule (maïs, pomme de terre ou arrow root) mélangée à 3cs d'eau (liant)

- 50g de yaourt de soja (levant)

- Farine de lupin dans le mélange de farines sans gluten (liant)

Pour remplacer le blanc d'œuf : on utilise l'eau dans laquelle les pois chiches ont trempé car cela a la même structure que le blanc d'œuf. Cela permet de préparer des meringues et des macarons en un tour de main !

Le beurre peut être aisément remplacé par des huiles végétales. L'huile de coco est particulièrement intéressante en cuisson et son goût est neutre. L'huile d'olive et l'huile de tournesol conviennent mieux aux préparations salées. Les huiles de noix ou de colza sont à utiliser uniquement pour les assaisonnements car elles ne sont pas faites pour la cuisson.

En pratique : on remplace 100g de beurre par 85g d'huile végétale, cela correspond aussi à une équivalence énergétique.

On peut aussi remplacer le beurre par des purées d'oléagineux : purée d'amandes, de sésame, de noix de cajou ou de noisettes mais aussi par du beurre de coco ou de cacao selon la préparation.

En pratique :

100g de Beurre fondu : 50g de purée d'oléagineux et 50g d'huile végétale.

100g de beurre pommade : 100g de purée d'oléagineux.

Beurre à tartiner : beurre végétal du commerce ou purée d'oléagineux.

100g de beurre : 50g de beurre de coco ou de cacao + 35g d'huile végétale.

Par quoi remplacer le lait :

Il se remplace **simplement par des laits végétaux** ou même par de l'eau pour une texture plus légère, dans les crêpes par exemple.

Dans les préparations salées, le lait de soja ou le lait de riz nature, non aromatisé sont préférables.

Dans les préparations sucrées, le lait de soja nature ou aromatisé (vanille, chocolat), le lait de coco, de riz, de châtaigne, d'amandes, de noisettes, de millet, d'épeautre, d'avoine...

En pratique on remplace 100ml de lait soit par la même quantité de lait végétal ou bien en faisant moitié eau et moitié lait végétal pour que ce soit plus léger.

Et si vous êtes ou souhaitez devenir Végan, **le sucre** lui-même peut poser problème, aussi bien que **le miel,** alors **par quoi peut-on les remplacer** :

Par du sirop d'érable, d'agave, de canne, de riz, de dattes, de malt d'orge, de mélasse.

On peut tout aussi bien intégrer une purée de fruits séchés de dattes ou de figues, de raisins ou de pruneaux ou encore des concentrés de jus de fruits pour sucrer naturellement en donnant un parfum choisi. Mais pour ces derniers il ne faut pas oublier de réduire les autres liquides dans la recette.

Bien MAIGRIR

Vous avez grossi mais est-ce que la graisse s'est étalée sur différentes zones de votre corps ou bien est-elle localisée ?

Un peu partout

Il vous suffit de suivre un plan qui apporte moins de calories que ce que vous ingérez de manière habituelle mais aussi de compléter en augmentant vos activités sportives si vous souhaitez avoir des résultats harmonieux.

La pratique d'une activité sportive permettra également d'augmenter votre métabolisme de base ce qui, sur le long terme, vous aidera à stabiliser votre poids.

L'activité physique, régulière, permet également de réguler les hormones, la digestion, les émotions, aide à stimuler l'élasticité de la peau et renforcer les os.

Le ventre

La prise de graisse au niveau du ventre est non seulement disgracieuse et gênante mais cela laisse supposer également qu'il peut y avoir un excès de graisse localisée au niveau viscéral, ce qui est potentiellement dangereux pour la santé. Ceci dit, ce n'est pas systématique. Les femmes sont généralement protégées par leurs hormones tant qu'elles ne sont pas ménopausées et stockent généralement le gras sur la couche supérieure mais non à l'intérieur, sauf exception.

Les hommes, quant à eux, sont malchanceux de ce côté-là car rien ne les protège de l'installation de cette mauvaise graisse autour de leurs organes vitaux : un excès de graisse viscérale au-delà de 12% commence à se répercuter sur leur état de santé et cela se voit souvent dans le dérèglement de certains paramètres lors d'une analyse sanguine. Cette graisse localisée ainsi favorise les maladies cardio-vasculaires et les cancers, nous avons de bonnes raisons de la traquer.

Perdre du ventre est probablement le plus difficile et le plus facile, il faut être persévérant et patient.

Voici les questions essentielles à se poser : êtes-vous stressé, anxieux ? Buvez-vous beaucoup de thé ou de café (l'excès de théine comme de caféine augmente le niveau de stress interne) ? Ne répondez pas NON sans réfléchir... le stress a de nombreux visages. Il y a le stress d'une activité intense, professionnelle mais aussi sportive (je sais, cela semble toujours bizarre de l'entendre et ici de le lire). Le surmenage, les soucis à gérer, les idées qui tournent dans la tête même si vous avez l'impression de gérer tout ceci à la perfection ce n'est qu'une impression...

Votre organisme lui, compense.

Un excès de stress induit une sécrétion excessive de cortisol et d'adrénaline, cette dernière est surnommée « hormone guerrière » qui mobilise toute votre énergie disponible et aiguise instantanément vos sens. Quant au cortisol, il est produit en masse quelques minutes après la poussée d'adrénaline. Cette hormone participe activement à la production d'énergie en transformant les réserves de graisse en sucres pour les diriger ou il faut (muscles par exemple si vous devez partir en courant). Cette hormone peut vous sauver la vie ! Sauf que dans les situations stressantes où vous ne partez pas en courant cette réaction déclenche également un pic glycémique qui déclenche un signal de faim. Ce qui explique pourquoi le stress vous donne souvent envie de grignoter.

Un excès de cortisol pourrait aussi provoquer des troubles du sommeil, un diabète de type 2 et des problèmes cardiovasculaires.

On remarque également de nombreuses personnes stressée qui ont des problèmes de rétention d'eau, en général accumulée dans le circuit lymphatique qui se dérègle : pieds, jambes, mains gonflées, visage bouffi, cernes …

Une étude a démontré qu'à alimentation égale, une personne stressée grossissait davantage que la non-stressée et particulièrement au niveau du ventre.

Comment diminuer ce stress ? Bien entendu, je n'ai pas la solution pour résoudre tous vos soucis quotidiens, ce serait trop beau ! Mais afin de diminuer ces réactions physiologiques négatives, il y des méthodes qui fonctionnent assez bien et si vous appliquez les différents conseils qui suivent, vous verrez, petit à petit, votre ventre s'estomper, mais soyez très patient car cela ne se règlera pas en quelques jours ! Si vous avez beaucoup de ventre, cela prendra au moins 1 an pour voir des résultats considérables mais croyez-moi, ils en valent l'effort.

1- Mettre en place une alimentation de qualité, variée et diminuée en calories.
2- Prendre l'habitude de pratiquer une activité physique, non stressante et régulièrement. Cela consiste soit à marcher tous les jours, soit à aller nager au moins 2 fois par semaine et marcher au moins 2 fois par semaine. Soit faire un peu de footing, sans chercher à battre des records (cela entretiendrait votre stress), danser, chanter, jardiner, méditer, pratiquer de la sophrologie, du yoga, de la gymnastique douce, de la peinture, des puzzles, du patchwork, du tricot, la pétanque sans la bière qui accompagne les fins de jeux…bref, pratiquer une ou plusieurs activités qui vous donnent le sentiment de vous faire du bien, de vous détendre, d'éloigner les soucis durant une heure et donc de faire diminuer la production de cortisol.

3- Soigner son sommeil. La qualité de votre sommeil est primordiale pour réguler votre stress mais aussi vos fringales. Mangez tôt et léger. Ne travaillez pas le soir, le travail intellectuel ne vous aidera pas à vous endormir. Ne regardez pas d'émissions ou de films violents. Prenez un bain ou une douche chaude. Massez-vous les bras avec une huile de massage à base de fleurs d'orangers, de lavande. Lisez un bon livre avant de vous endormir. Prenez un petit complément en mélatonine si vous avez du mal à vous endormir ou si vous vous réveillez à des heures fixes (3h ou 5h).
4- **Evitez tous les excitants** : diminuez voir éliminez le café, la cigarette, l'excès de thé. Remplacez par de la chicorée, 1 à 2 tasses par jour.
5- **Faites des cures de magnésium et calcium.** Mangez quelques cerneaux de noix ou quelques amandes chaque jour (6 cerneaux ou 10 amandes, car si vous souhaitez maigrir il ne faut pas en abuser)
6- Buvez des eaux riches en magnésium et en calcium. Alternez les eaux.
7- Faites des cures de probiotiques pour prendre soin de votre système digestif et remonter votre système immunitaire.
8- Ayez toujours sur vous un vaporisateur de RESCUE (Fleurs de Bach), en cas de montée de stress. Les

Fleurs de Bach peuvent soigner vos émotions comme l'homéopathie ou les huiles essentielles. Faites-vous conseiller par un spécialiste.

9- Prenez du temps pour vous. Rien de pire que la frustration de devoir toujours accomplir des tâches obligatoires sans avoir de temps pour soi. Cela fait monter un stress profond et durable qui fait « péter les plombs » à plus d'un ! Alors si vous ne voulez pas attendre un Burn-out pour essayer de réagir, prenez du temps pour vous faire du bien. Organiser cela est très certainement la meilleure et la plus importante chose à mettre en place aujourd'hui.

10- Favorisez les légumes cuits plutôt que les crudités.

11- Evitez la surconsommation de pain, surtout s'il est frais. Préférez le pain grillé en petite quantité.

12- Variez les apports de féculents de manière à diminuer (mais sans bannir !) la fréquence de féculents à base de blé (source de gluten qui a tendance à faire gonfler le ventre)

Commencez dès aujourd'hui à mettre en place quelques-uns de ces conseils et n'y revenez pas, observez votre ventre chaque jour car un résultat va se dessiner doucement mais surement.

***

Les cuisses.

Après le ventre c'est la localisation la plus fréquente, surtout chez les femmes dans le bassin méditerranéen.

Je ne vais pas vous raconter de salades, pour *une diet,* cela serait mal vu. On ne change pas une morphologie. Si vous avez tendance à avoir des cuisses rondes, elles le seront toujours un peu. Vous aurez du mal à obtenir la cuisse rachitique du top model qui défile dans une taille 34. Mais vous pouvez vous affiner car rien n'est impossible pour celui qui veut vraiment.

Ici, le manque d'activité physique fait largement la différence. Sans cela, vous n'obtiendrez pas la finesse que vous espérez tant. Mais si vous ne choisissez pas la bonne activité, vous avez de grandes chances de vous retrouver avec des cuisses de skieur de fond, alors : vigilance et observation du physique des grands sportifs pour s'en inspirer est absolument nécessaire. Celui qui pratique assidument le yoga, la danse classique ou le Pilates a rarement de grosses cuisses. Le marathonien non plus. L'haltérophile oui et le cycliste aussi…

Les jambes ont tendance à gonfler lorsque l'effort musculaire est associé à une poussée ou une charge. Lorsque l'effort est long, légèrement contracté et s'il y a étirement, il n'y a pas de raisons que cela gonfle. C'est très logique. Les longues marches rapides font rarement gonfler et si c'est le cas, cela peut être dû à un problème lymphatique.

Une parenthèse pour parler de notre système lymphatique...

« Le corps des hommes et des animaux se nourrit de trois choses physiques : d'aliments, de boissons et d'air vital (le pneuma) » HIPPOCRATE

Comment respirez-vous ? Cela vous semble-t-il être une question curieuse ? Cela a pourtant une importance capitale. Notre manière de respirer, soit superficielle, haute (au niveau de la poitrine, rapide ou peu profonde, incomplète), soit profonde (poitrine et ventre, inspiration à la quasi-totalité de la capacité et expiration quasi-totale) peut avoir des conséquences opposées sur la santé.

On n'apprend pas à respirer mais il faudrait. Si vous souhaitez vous sentir mieux, moins stressé et moins gonflé vous devez vous concentrer pour apprendre à respirer profondément. La respiration profonde vous aidera à réguler votre système hormonal mais aussi votre système lymphatique.

Pour ceux qui ont un système lymphatique déréglé, courir n'arrange pas les choses car l'essoufflement produit ne permet pas toujours cette respiration profonde dont le corps a besoin. Partir trop vite dans n'importe quel sport non plus. Si vous avez les jambes épaisses et que vous ne voulez pas qu'elles le soient davantage, veillez à choisir une activité qui vous fait monter lentement en cardio et qui vous permet de bien respirer sans être à l'agonie. L'activité longue et d'une intensité moyenne comme une marche un peu rapide ou bien de la natation à un rythme qui vous correspond serait préférable à un footing en montagne et à un rythme que vous auriez du mal à tenir. Donc, si vous vous sentez gonfler pendant l'effort, ralentissez et prenez de profondes inspirations. Répétez cet exercice plusieurs fois durant votre activité. Cela ne fera pas cesser le gonflement instantanément mais il s'atténuera plus vite après l'effort.

Vous pouvez aussi vous faire guider par un coach sportif qui saura vous indiquer à quel rythme cardiaque vous devriez travailler votre activité cardio-vasculaire (à l'aide d'un appareil qui capte votre rythme cardiaque : un cardio-fréquencemètre)

Certains spécialistes qui observent la nature humaine comme peuvent le faire certains naturopathes disent que lorsque le corps est déséquilibré dans sa constitution, c'est qu'il y a un blocage quelque part. Imaginez, lorsque vous inspirez, que l'énergie de la terre doit vous traverser entièrement pour aller vers le ciel et en revenir nettoyée. Si vous n'avez qu'une respiration superficielle, elle ne traversera que le haut de votre corps et le bas- les jambes- ne seront pas nettoyées. D'où l'accumulation de graisse et de déchets qui s'y accumulent. Pour que tout fonctionne, il faut tout bouger et s'oxygéner. C'est assez imagé mais en pratique cela fonctionne.

***

Au niveau hormonal, une théorie a été avancée sur l'effet d'un léger déséquilibre entre les œstrogènes et la progestérone qui influencerait le poids et le stockage des graisses. Il semblerait également qu'un manque d'oméga 3 au niveau alimentaire favoriserait « la jambe épaisse et grasse ». Afin de rééquilibrer tout ceci il faudrait favoriser les « bonnes graisses » : huile de noix ou de colza, fruits oléagineux tels que les noix, noisettes, amandes (en petite quantité quotidienne car c'est très riche), la mâche (la feuille de salade la plus riche en oméga 3 avec le pourpier !), les graines de lin…

J'ai pu constater assez souvent chez certaines femmes qui souhaitaient s'affiner du bas du corps, qu'un régime augmenté en oméga 3 était suivi par quelques centimètres en moins au niveau des cuisses. L'inconvénient, c'est que l'on est obligé de veiller à ce que ce soit très régulier pour pouvoir entretenir cela.

***

Les bras

Pas de secret : éviter le sucre et bouger le haut du corps !

Courir peut aider mais nager ou pratiquer la marche nordique (avec des bâtons de marche) aura bien plus de résultats. Les exercices de gainages au sol sont parfaits pour dessiner sans gonfler.

En ce qui concerne les activités qui font bouger l'ensemble du corps (natation, marche nordique, vélo elliptique, danse…), cela active davantage au niveau du rythme cardiaque et cela mobilise plus les graisses localisées. C'est excellent pour toutes les surcharges graisseuses dans des zones précises.

Les femmes sont en général bien plus touchées par le problème du gros bras. Et en vieillissant, c'est accompagné d'un effet flasque que l'on déteste ! Mais il est aussi évident qu'en général, elles ne font pas assez bouger les bras ! Et les mouvements que vous faites en faisant votre ménage ou votre repassage ne suffisent pas. Alors pratiquez des exercices de gymn, massez-vous les bras, buvez plus d'eau et vous verrez vos bras s'affiner.

***

Les mollets

C'est génétique mais cela peut toujours s'arranger.

Un mollet s'épaissit si on ne marche pas assez ou bien si on en fait trop et qu'on ne l'étire pas assez.

Il peut aussi s'épaissir si on a un mauvais retour veineux ou lymphatique. En ce qui concerne ce dernier, reportez-vous au chapitre des jambes plus haut. En ce qui concerne le retour veineux, je vous conseille en premier lieu de consulter un spécialiste.

Les longues marches, la natation avec des petites palmes courtes, les exercices sur la pointe des pieds, les étirements des mollets, la danse…et les massages de bas en hauts.

Maigrir fait perdre en général de partout, même des mollets. Alors si vous êtes en surpoids, vous verrez tout s'affiner avec un régime alimentaire hypo-énergétique.

L'épineuse question des féculents...

Depuis les années 80, les diététiciens soucieux d'aider leurs patients à mincir en préservant leur santé se battent contre tous ceux qui font du business avec les régimes amaigrissants.

Tous les ans, de nouveaux régimes sont imaginés afin d'attirer une clientèle qui souhaite maigrir vite sans se soucier du prix à payer. *Car prix à payer il y a* (comme dirait Maitre Yoda).

Dans la plupart de ces régimes, un grand principe revient immanquablement : la suppression des glucides (féculents, légumineuses...), parce que ça va plus vite mais en vérité : cela ne va pas bien loin.

Les kilos disparaissent mais ils sont composés de masse musculaire et d'eau ce qui fait qu'à la moindre bouchée de pain avalée à nouveau, ils reviennent illico !

Dans le cadre d'un régime végétarien ou végétalien, la suppression des glucides aurait des conséquences dramatiques puisque ce sont eux qui apportent aussi les protéines nécessaires à l'organisme. On les laisse donc apparaitre à chaque repas sous la forme de pain ou bien de pâtes, de riz, de quinoa, boulgour, lentilles, pois chiches etc.

Ce qui permet à l'organisme de bien maigrir, c'est- à dire d'éliminer la graisse en trop et non les muscles dont nous avons besoin, c'est de diminuer les quantités générales. La diminution des quantités permet la diminution des calories ingérées sans carences majeures et surtout sans contrecoup glycémique !

Qu'est-ce qu'un « contrecoup glycémique » ?

C'est l'envie sucrée qui apparait subitement lorsque l'on a éliminé tous les féculents de notre alimentation. C'est sournois car on tient parfois longtemps sans y toucher et en ayant l'impression que ça y est, on n'en aura jamais plus envie ni besoin. Or c'est une erreur. Dès que vous remettrez le moindre carré de chocolat, le plus petit bonbon ou gâteau dans votre bouche tout se réveillera à nouveau et en pire !

Le secret du succès c'est d'apprendre à modérer. Cela n'est pas facile mais c'est ce qui fonctionne le mieux sur le long terme. Mangez de tout mais réduisez vos portions. Appréciez quelques carrés de chocolat ou une part de gâteau mais sachez arrêter. Se faire plaisir de temps en temps est beaucoup moins frustrant et très appréciable.

1er Plan

Je vous propose 2 méthodes ou 2 possibilités.

La première vise l'amaigrissement efficace et rapide (du moins, aussi rapide que votre organisme acceptera de lâcher ses kilos de graisse en trop).

La seconde méthode est un plan d'équilibre, légèrement allégé en calories que vous pouvez faire pour amorcer la stabilisation et conserver de bonnes habitudes.

Dans le cas où vous auriez une vie très active ou une activité physique très importante, le premier plan vous semblera trop strict, ce qui est exact. Je vous conseille, dans ce cas-là de suivre le second plan jusqu'à votre objectif, cela devrait être suffisant et bien plus supportable.

Je vous rappelle que si vous avez des soucis de santé ou même simplement une fragilité digestive, il est fermement déconseillé d'entamer un régime sans l'accord de votre médecin.

Il faut savoir que **l'alimentation végétarienne est très riche en fibres et qu'elle peut perturber le transit, surtout au début.**

Certains ressentent beaucoup de ballonnements, ont des diarrhées ou au contraire de longues périodes de constipation, des colites etc...

Si vous avez un ventre fragile, il vaut mieux demander à un diététicien de vous guider dans ce changement d'alimentation afin d'éviter tous ces désagréments. Celui-ci saura vous adapter un menu avec moins de fibres irritantes et vous pourrez, ainsi, suivre ce type de régime car ce livre et les exemples de menus qui sont donnés ne tiennent pas compte des éventuelles fragilités digestives. Ce sont des conseils et des menus généraux et non personnalisés.

Le petit déjeuner

Une bonne journée commence toujours par un bon petit-déjeuner, au calme, si possible… En fonction de votre activité journalière et de votre appétit, voici différents petits déjeuners pour vous inspirer.

1er choix :

Si vous avez peu d'activité ou peu d'appétit.

Thé, tisane, chicorée ou café non sucré
2 à 4 biscottes complètes très légèrement beurrées
Ou 50/70g de pain complet (ou aux céréales ou au levain) très légèrement beurré.
+/- 1 fruit frais ou 100g de compote sans sucre ajouté

Si vous démarrez ce type d'alimentation et que vous n'êtes pas habitué à autant de fibres, vous pouvez alterner les biscottes complètes avec des biscottes simples, blanches mais non-briochées ou bien du pain blanc, grillé de préférence. Il existe aussi des biscottes à base de farine de quinoa ou de riz, sans gluten, très digestes et qui peuvent remplacer votre pain de temps en temps.

OU bien :

Lait écrémé BIO ou lait végétal (lait d'amandes, d'avoine, de soja ou de riz...) sans sucres ajoutés si possible. Nature ou aromatisé (vanille, cacao, café...)
+ 40/60g de flocons d'avoine nature.
+/- 1 fruit frais ou 100g de compote sans sucres ajoutés.

2ème choix :

si vous avez beaucoup d'activité physique, si vous commencez tôt votre journée ou si vous avez bon appétit le matin :

Thé, tisane, chicorée ou café non sucré
4 à 6 biscottes riches en céréales très légèrement beurrées
Ou 70/100g de pain complet (ou aux céréales ou au levain) très légèrement beurré
+/- 1 yaourt ou fromage blanc nature (0 ou 3.4%MG) ou yaourt nature au soja
+/- sirop d'Agave bio (pour sucrer)
+/- 1 fruit frais ou 100g de compote sans sucre

OU bien :

Thé ou café non sucré
50/80g de flocons d'avoine ou Muesli non sucré
+ Lait écrémé (ou lait végétal : amandes, riz, avoine ou soja)
+/- 1 fruit frais ou 100g de compote sans sucre

(Le signe +/- signifie que vous choisissez de le prendre ou pas. Vous pouvez aussi le déplacer à un autre moment de la journée)

Les petits déjeuners exceptionnels

Une fois par semaine, ou de temps en temps, lorsque ce moment de plaisir vous manque, vous pouvez modifier votre petit-déjeuner en utilisant une recette acceptable de crêpes ou de pancakes. Acceptable signifiant que c'est une recette ni trop grasse, ni trop sucrée et que vous n'en mangerez pas trop car cela perturberait votre appétit durant 2 ou 3 jours si c'était le cas.

Il ne faut jamais oublier qu'un bon régime est un régime où l'on n'a pas faim. Et pour ne pas avoir faim, il faut maintenir une glycémie régulée, c'est-à-dire veiller à ce que l'index glycémique des repas ne soit jamais trop élevé.

On obtient un repas ayant un index glycémique bas en évitant tout ce qui est trop sucré ou qui réagit dans l'organisme comme si c'était trop sucré. C'est une définition très complexe et ceux qui n'en ont jamais entendu parler doivent penser que je parle chinois aussi, je vais essayer d'être plus précise :

En général, un repas qui contient beaucoup de fibres, un peu de bonnes graisses et des protéines est défini comme ayant un indice glycémique bas. Du pain complet avec du beurre et un fruit frais ou bien des flocons d'avoine avec du lait (ou du lait végétal non sucré) et des fruits secs (oléagineux).

Par contre, si vous prenez du jus de fruits, qui est une concentration d'eau associé au sucre du fruit sans les fibres qui composent naturellement le fruit que l'on mange entier, devient un sucre beaucoup plus rapidement absorbé.

Il faut imaginer les fibres comme un tapis de paille qui ralentirait le passage du sucre dans le sang. C'est une image assez juste de ce processus.

Le miel, la confiture, les pâtes à tartiner de toutes sortes font forcément monter le niveau de sucre beaucoup plus rapidement.

<u>Le test est simple :</u> si après avoir pris un bon petit déjeuner, vous vous sentez bien et ne ressentez aucune fringale, aucun « coup de mou » jusqu'à l'heure du repas suivant c'est que votre petit-déjeuner était plutôt équilibré en ce qui concerne l'aspect glycémique.

En général, lorsque ce premier repas de la journée est trop sucré, on éprouve une grande fatigue accompagnée de fringale impérieuse moins de deux heures après. Et la sensation est encore plus forte et rapide si on a une activité physique. Hypoglycémie assurée si vous partez faire une marche rapide ou un footing après un petit-déjeuner trop sucré ! Et parfois cela ne tient à rien : un verre de jus de fruit ou un peu de confiture sur une tartine peut parfois déséquilibrer la glycémie.

Quoi que vous fassiez, votre glycémie se régulera à nouveau et seulement au bout de 3 à 5 jours si vous mettez en place de bonnes habitudes. Ne vous inquiétez donc pas si après avoir modifié votre petit-déjeuner, vous éprouvez encore cette petite fringale dans la matinée durant quelques jours. Ce sont encore les conséquences des jours précédents et peut-être aussi de longues habitudes dont le corps doit se défaire.

Si vous pratiquez une petite activité physique telle que la marche, un peu tous les jours, cela se rééquilibrera un peu plus rapidement.

Au bout du compte, le résultat est assez surprenant puisque la sensation de faim s'atténue très largement. On ressent l'estomac qui gronde lorsqu'il est vide mais ce n'est plus accompagné de l'envie impérieuse de manger quelque chose de gras ou de sucré. On peut attendre et ça, en cours de régime, c'est formidable car on ne souffre plus.

Suivre un régime amaigrissant sans sensation de faim, c'est la clé pour tenir jusqu'au bout de l'objectif.

Les repas

Vous trouverez un peu plus loin des idées de menus pour la semaine.

Vous pourrez ajouter **1 cuillérée à soupe d'huile** pour l'assaisonnement des salades (huile d'olive, de noix, de colza ou de pépins de raisin à privilégier), mélangée avec un peu de moutarde, ou bien un cuillérée de Tahin (pâte de sésame), du vinaigre ou du citron selon votre goût, du jus de soja, des herbes ou des épices à volonté.

Vous pourrez cuisiner avec 1 cuillérée à soupe d'huile de tournesol, d'olive ou de coco.
Saler modérément.
Herbes et épices à volonté.

De préférence, les biscottes devraient être complètes ou aux céréales **et elles peuvent être remplacées par du pain** (complet, aux céréales ou au levain**) SAUF si vous avez les intestins irritables,** auquel cas vous choisirez des biscottes blanches, toujours non briochées.
Si vous avez tendance à avoir du ventre, je vous conseillerais plutôt les biscottes ou le pain grillé car cela fera diminuer votre ballonnement plus rapidement.

Vous pourrez remplacer tous les légumes par d'autres et si vous avez les **intestins fragiles** je vous conseille de **les remplacer** par des légumes **que vous digérez bien** et **cuits**

en priorité. Si vous déclenchez des crises de colites en suivant ces menus, je me répète mais c'est important : le mieux est de consulter un diététicien qui saura vous guider.

Ces menus sont classés par saison : automne-hiver et printemps-été mais vous pouvez vous servir des deux en remplaçant les légumes par ceux de saison.

Si vous n'aimez pas le fromage, vous pouvez le remplacer par un fromage blanc, 2 petits suisses nature ou un yaourt.
Par contre, **si à l'inverse, vous n'aimez pas d'autres produits laitiers que le fromage**, je vous conseille d'alterner entre des fromages à tartiner et des fromages plus gras, afin de ne pas consommer que ces derniers.

Si vous détestez tous les produits laitiers ou que vous n'en consommez pas, vous pouvez les remplacer par des yaourts au soja, ou par une compote sans sucre ajouté, ou un fruit frais (pour ne pas terminer le repas sur rien). Mais attention : le fruit ou la compote ne sont pas une équivalence d'un produit laitier, c'est juste une autre façon de terminer son repas.

Que vous preniez des produits laitiers à base de lait de vache, de brebis ou de chèvre importe peu en ce qui concerne l'apport de protéines. Le lait de chèvre est plus équilibré en ce qui concerne la qualité des acides gras

mais il n'est pas « moins gras » ni moins « calorique » (en diététique le terme « énergétique » est plus adapté. « Calorique » est utilisé en langage courant).
Vous n'êtes pas obligé de choisir des produits laitiers allégés ou à 0%MG. Essayez de choisir des produits laitiers au lait demi-écrémé ou à 3.5%MG environ.
Vous n'êtes donc pas obligé de choisir des produits « allégés » mais choisissez de préférence des produits sains, non sucrés et les plus simples possibles.

Les fruits sont donnés en exemple. Je vous conseille de choisir un fruit de saison ou bien une compote sans sucres ajoutés, à votre convenance. **Lorsque l'on cherche à perdre du poids, la quantité journalière de fruits doit être limitée.** En général on conseille d'en consommer 1 à 3 portions par jour. 1 portion correspond, en moyenne, à 150g de fruit.
Si vous avez tendance à vous sentir « gonflé », avec un effet rétention d'eau et de cellulite, limitez à 1 à 2 portions maximum par jour car le fructose, le sucre du fruit, a tendance à favoriser cela.

Le poids des féculents (que vous trouverez « soulignés ») est de 65g en poids cru pour les femmes et de 85g en poids cru pour les hommes lorsque l'activité journalière est modérée. La quantité en poids cuit est d'environ le double. 65g cru = entre 130 et 150g cuit. 85g cru = entre 160 et 200g cuit.

Si votre activité journalière est plus intense, vous pouvez augmenter la quantité de féculents. Dans le cas de personnes très sportives je reste autour de 100/150g en poids cru pour ce qui est des pâtes, par exemple. Ce qui donne, en moyenne, 250/300g en poids cuit.

Ces quantités sont données à titre indicatif. La quantité idéale pour vous est de manger suffisamment pour vous sentir rassasier mais que vous pourriez manger encore un peu plus par gourmandise. On sort de table lorsque l'on sait que l'on a mangé suffisamment mais pas trop.

Vous maigrirez à partir du moment ou vous mangerez bien moins qu'avant, alors ne faites pas un blocage sur les quantités proposées car elles ne sont là qu'à titre indicatif. Il y a un « truc » qui fonctionne assez bien : **servez-vous comme vous en aviez l'habitude puis ôtez-en la moitié !**

Les plats marqués (**) signifient que leur recette est donnée plus loin.

Premier Plan strict

1ère semaine en exemple

(*Menu automne-hiver strict*)

Lundi midi :
Quinoa nature
Poêlée de champignons de Paris et de carottes à la crème de coco
Salade d'endives, huile de noix
1 pomme

Lundi soir :
Velouté de potiron**
Chou-fleur en vinaigrette
1 portion bûchette de chèvre
3 tranches d'ananas frais ou en conserve dans son jus sans sucre ajouté
2 biscottes ou 30/40g de pain aux céréales

Mardi midi :
Mélange de boulgour et millet
Brocolis vapeur + sauce tomate
Salade de roquette
1 compote pomme mirabelle

Mardi soir :
Salade d'endives et betterave rouge, 5 cerneaux de noix
Petit gratin d'épinards à la béchamel végétarienne **
Yaourt soja aux fruits
Compote mangue
2 biscottes ou 30g de pain aux céréales

Mercredi midi :
Omelette (2 œufs) aux petites asperges
Salade de haricots verts, basilic
1 orange
2 biscottes ou 30g de pain complet

Mercredi soir :
Soupe de légumes variés, mixée**
Salade verte variée
1 portion individuelle de camembert
1 kiwi
2 biscottes ou 30/40g de pain au levain

Jeudi midi :
Burger de pois chiche**
Bulbes de fenouil ou bâtonnets de céleri braisés, persil frais ciselé
1 banane

Jeudi soir :
Gratin de céleri-rave**
Salade verte mélangée de jeunes pousses et carottes râpées
1 portion de fromage à tartiner au choix
Compote pomme mirabelle
2 biscottes ou 30/40g de pain complet

Vendredi midi :
Lentilles cuisinées (coulis de tomates, oignons, dés de carottes)
Salade de Haricots Mungo et roquette.
3 tranches d'ananas
2 biscottes ou 30g de pain au levain

Vendredi soir :
Potage de légumes variés
Carottes braisées au cumin
2 petits suisses nature + sirop d'Agave
Compote pomme-fraise

Samedi midi :
Tofu en salade **
1 compote pomme banane
2 biscottes ou 30g de pain complet

Samedi soir :
Poêlée de légumes variés (oignons, poireaux, carottes, champignons, navets, brocolis…au choix) herbes aromatiques et épices au choix.
1 portion de Brie
1 pomme
2 biscottes ou 30g de pain aux céréales

Dimanche midi :
Salade de grains de maïs, carottes râpées, endives, betterave rouge, roquette, coriandre feuilles
1 orange

Dimanche soir :
Poêlée de chou vert, oignon et carottes
Salade de mâche
Fromage blanc nature + sirop d'Agave
1 compote pêche
2 biscottes ou 30g de pain complet.

Rappel :

Les biscottes seront choisies de préférence complètes ou aux céréales ou aux graines. **Le pain**, de préférence complet ou aux céréales ou au levain. Ceux nommés dans les menus sont donnés à titre d'exemple, vous pouvez changer.
Sii vous avez tendance à ballonner ou à avoir un transit qui s'accélère, reprenez du pain blanc grillé (il sera moins irritant pour vos intestins) ou des biscottes blanches.

L'intérêt des versions complètes est que cela baisse l'index glycémique et donc la sensation de faim mais aussi parce que cela favorise un bon transit qui est souvent ralenti lorsque l'on suit un régime amaigrissant.

2ème semaine stricte en exemple

(Menu printemps-été)

Lundi midi :
Salade de pois chiches aux dés de tomates, oignons, poivrons jaunes et rouges, cumin
1 fromage blanc nature
Fraises

Lundi soir :
Gratin d'aubergines à la béchamel allégée**
Salade verte variée
3 tranches d'ananas
2 biscottes ou 30g de pain aux céréales

Mardi midi :
Salade de riz basmati, haricots verts tomates, basilic, oignon, concombre
Salade de fruits de saison, une coupelle

Mardi soir :
Potage velouté de courgettes**
Omelette 2 œufs aux poivrons rouges
Un fromage à tartiner
1 nectarine
2 biscottes ou 30/40g de pain au levain

Mercredi midi :
Tian de légumes **
1 portion individuelle de fromage au choix
1 pêche
2 biscottes ou 30g de pain aux céréales

Mercredi soir :
Salade de quinoa façon taboulé (quinoa cuit, tomates, oignons, concombre, menthe, vinaigrette au citron)
1 tranche de pastèque

Jeudi midi :
Patates douces ou pommes de terre bouillies
Ratatouille
1 yaourt soja aromatisé

Jeudi soir :
Salade de laitue, tomates, concombres, cœurs de palmier, poivrons, basilic et fêta (30/40g)
1 tranche de melon
2 biscottes ou 30g de pain complet

Vendredi midi :
Salade de lentilles, carottes râpées, oignon, concombre, dés de tomates, basilic
Salade de fruits, une coupelle

Vendredi soir :
Salade de haricots verts, tomates, poivrons rouges grillés épluchés fonds d'artichauts, persil ciselé
Fromage à tartiner

Fraises
2 biscottes ou 30/40g de pain

Samedi midi :
Polenta de maïs
Confit d'aubergines en sauce tomate
Salade verte
1 yaourt soja nature ou aux fruits

Samedi soir :
Salade de crudités au tofu (haricots Mungo, carottes râpées, dés de tofu grillé au sésame, coriandre fraiche et menthe ciselées, sauce soja et citron
Fromage
Compote ou fruit frais
2 biscottes ou 30g de pain complet

Dimanche midi :
Salade de crudités variées au choix**
Salade de fruits de saison (une coupelle)
2 biscottes ou 30g de pain au levain

Dimanche soir :
Tartinade de legumes**
Salade de mâche, roquette et jeunes pousses
1 portion de fromage
2 biscottes ou 30/40g de pain aux céréales.

Base générale du plan strict

Cette base vous permettra de suivre votre regime sans avoir à cuisiner exagérément…

Petit déjeuner:
Thé, tisane, café ou chicorée…
Biscottes ou flocons d'avoine ou pain
+/- beurre ou confiture ou lait vegetal
+/- 1 fruit frais ou en compote

Déjeuner:
Une portion de féculents ou légumineuses
+ 1 portion de légumes crus ou cuits
+ un fruit ou compote

Collation:
Eau, tisane, thé
Un fruit frais ou 2 biscuits secs classiques (à environ 30/35 kcal le biscuit) ou 10 amandes

Diner:
Une portion de féculents ou de légumineuses
+ 1 portion de légumes crus ou cuits (penser à alterner)
+ un produit laitier (yaourt, fromage) ou équivalent (au soja)
Ou
Legumes crus et cuits
+ 1 portion de fromage au choix
+ 1 tranche de pain aux céréales , complet ou au levain

Les repas du déjeuner et du diner peuvent être inversés.

Second Plan modéré.

1ère semaine en exemple

(Menu automne-hiver)

Lundi midi :
Lentilles cuisinées au soja **
Salade d'endives et betterave rouge, huile de noix
Fromage blanc aromatisé
1 orange

Lundi soir :
Millet
Brocolis à la crème de coco
1 yaourt au lait de chèvre nature ou aromatisé
Raisin frais

Mardi midi :
Torsettes , sauce tomate aux olives vertes
Chou-fleur en vinaigrette
2 Petits suisses nature au sirop d'Agave
1 kiwi

Mardi soir :
Ragout de patates douces, choux de Bruxelles, carottes et oignons
Salade verte aux noix
Yaourt soja aux fruits
3 Clémentines

Mercredi midi :
Omelette (2 œufs+ 1 petit verre de crème de soja) aux pommes de terre et petites asperges
Salade de mâche et pignons grillés
1 tranche de gruyère ou gouda
1 orange

Mercredi soir :
Velouté de potiron
Tartine de pain aux céréales, guacamole et roquette
Yaourt aux fruits
Compote sans sucres ajoutés

Jeudi midi :
Assiette composée : ½ avocat, une poignée de pois chiches, chou rouge râpé, 2 galettes de polenta à la farine de châtaigne**, fêta + assaisonnement.
1 banane

Jeudi soir :
Soupe de légumes variés, mixée**
Salade d'endives, roquefort et noix
Pain au levain
Raisin

Vendredi midi :
Couscous végétarien (semoule complète + légumes : courgettes, poivrons, carottes, navets, pois chiches)
Yaourt nature ou aromatisé
3 tranches d'ananas

Vendredi soir :
Tarte aux épinards**
2 petits suisses nature + sirop d'Agave
Compote pomme-fraise

Samedi midi :
Croquettes de petits pois **
Salade verte
1 compote pomme banane
2 biscottes ou 30g de pain

Samedi soir :
2 œufs au plat
Purée de patate douce au lait de coco
Salade de mâche, chou rouge râpé
1 portion de Brie
1 pomme

Dimanche midi :
Pizza végétarienne
Salade verte
Salade d'oranges, kiwi et banane

Dimanche soir :
Soupe de légumes variés en morceaux
Salade verte
Buchette de chèvre
Poire ou pomme cuite à la cannelle
Pain complet.

2ème semaine modérée en exemple

(Menu printemps-été, cuisiné)

Certains de ces menus, pour changer, pourront être présentés sous la forme d'assiettes composées dans lesquelles tout sera en petites quantités... ou bien sous la forme de grosse salade composée.

Lundi midi :
Assiette composée : Salade de tomates basilic + concombres à la crème de coco+ chou blanc râpé + salade frisée+ salade de quinoa aux poivrons et oignons, mozzarella 40g environ.
3 abricots

Lundi soir :
Riz basmati + ratatouille niçoise
Yaourt au soja aromatisé
1 pêche

Mardi midi :
Taboulé de chou-fleur**+ Chaussons aux blettes, fromage de chèvre et noix du Brésil**+ salade verte
Une tranche de pastèque

Mardi soir
Spaghetti sauce tomate aux olives vertes
Salade verte
Yaourt soja vanille

Mercredi midi
Salade aux vermicelles de riz ou de haricots Mungo, fêta et menthe**
Une tranche de Melon

Mercredi soir
Salade de pommes de terre, haricots verts, tomates, ciboulette, cœurs de palmier
Yaourt nature
Compote d'abricots

Jeudi midi
Tartinade de légumes** + salade verte
Une belle poignée de Cerises

Jeudi soir :
Galettes de pois chiches** + ratatouille niçoise
Yaourt aux fruits
fraises

Vendredi midi
Salade verte aux émincés de steak végétal (soja), tomate, coriandre fraiche ciselée
1 portion de fromage au choix+ 1 tranche de pain aux céréales
Salade de fruits de saison : une coupelle

Vendredi soir
Pizza mozzarella
Salade verte
2 boules de sorbet

Samedi midi
Croquettes de petits pois, sauce crémeuse à l'estragon**
salade verte
3 tranches d'ananas

Samedi soir
Tarte à la provençale**
Salade verte, mâche, roquette
Pastèque

Dimanche midi
Assiette composée : 3 Crêpes de farine de pois chiches, salade verte aux tomates séchées + poivrons rouges grillés
Fromage blanc nature
Compote de pêche

Dimanche soir
Salade orange (à base de lentilles) **
1 yaourt nature
Framboises

Rappel : *les fruits sont donnés en exemple, vous pouvez changer de fruit ou les remplacer par 100g de compote sans sucres ajoutés*

Base générale plan modéré

Ceci est un plan d'équilibre alimentaire dont vous pourrez vous servir pour établir vous-même vos menus, avec moins de contrainte…

Petit déjeuner:
Thé, tisane, café, chicorée…
Biscottes, flocons d'avoine, muesli ou pain
+/- beurre, confiture, crème d'amandes ou lait végétal
+/- 1 fruit frais ou en compote

Déjeuner:
Une portion de féculents (pâtes, riz, pommes de terre, boulgour, quinoa, semoule de couscous…) ou légumineuses (lentilles, pois chiches, soja…)
+ 1 portion de légumes crus ou cuits
+/- 1 produit laitier ou equivalent
+ un fruit ou compote

Collation:
Eau, tisane, thé
Un fruit frais +/- 2 à 4 biscuits secs classiques (à environ 30/35 kcal le biscuit) ou 1 à 2 poignées de mélange de fruits secs mélangés.

Diner:
Une portion de féculents ou de légumineuses
+ 1 portion de légumes crus ou cuits (penser à alterner)
+ 1 produit laitier (yaourt, fromage) ou equivalent (au soja)

+/- 1 fruit ou compote

Ou
Legumes crus et cuits
+ 1 portion de fromage au choix
+ 1 tranche de pain aux céréales, complet ou au levain
+/- 1 fruit ou compote

Les repas du déjeuner et du diner peuvent être inversés.

Le signe +/- signifie que vous avez le choix de le consommer ou pas selon votre appétit.

Le coin des recettes

Tous les plats marqués de ** dans les menus sont ici…mais il y en a beaucoup d'autres en plus, à vous de les tester !

POUR LE PETIT DEJEUNER

Info régime : Le petit déjeuner quotidien ne devant pas être ni trop gras ni trop sucré, ces exemples de recettes pour le petit-déjeuner sont à utiliser le week-end ou bien pour un brunch occasionnel, pour se faire plaisir….

Pancakes canadiens

Pour 4 personnes : 100g de farine blanche, 1 cuillérée à soupe de levure, 220 ml de lait demi-écrémé ou lait végétal, 3 œufs

Dans un bol, mélanger la farine et la levure puis ajouter le lait et les jaunes d'œufs en battant bien.
Dans un grand bol en verre, battre les blancs d'œufs bien fermes.
Incorporer rapidement 1/3 des blancs d'œufs dans la pâte puis incorporer le reste.
Prendre une poêle antiadhésive bien chaude dans laquelle vous verserez 'l'équivalent de 4 cuillérées à soupe de pâte pour chaque pancake. Faire dorer des deux côtés.

(recette pour un brunch du dimanche)

Salade de fruits de saison

Pour 5 portions :
400g d'ananas en conserve dans du jus d'ananas sans sucres ajoutés
1 pomme épluchée et découpée en dés
1 orange épluchée et grossièrement coupée en morceaux
150g de raisins rouges, grains coupés en deux
½ melon coupé en cubes
1 tranche de pastèque découpée en cubes

On peut varier les fruits en fonction de la saison, il faut juste penser à bien les arroser de jus de citron et de les couvrir pour les préserver de l'air afin de conserver au mieux la vitamine C.
Si les fruits sont acides, on peut ajouter un peu de sirop d'agave.
Se servir une coupelle avec un peu de jus au fond.

(On peut prendre une coupelle de salade de fruits tous les matins mais si vous souhaitez perdre du poids, n'oubliez pas qu'il ne faut pas consommer plus de 3 portions de fruits par jour !)

***

Cake au citron et à l'orange

Pour 4 à 5 portions :

100g de sucre, 100ml de crème de coco, 3 œufs, 150g de farine, 1 sachet de levure chimique, le zeste et le jus d'un citron et d'une orange.

Préchauffer le four à 220°C (thermostat 6/7).mélanger le sucre avec les œufs et la crème de coco. Ajouter ensuite la farine et la levure.

Puis ajouter les jus, puis les zestes. Bien mélanger.
Verser dans un moule à cake tapissé avec une feuille de papier cuisson pour un démoulage plus facile. Enfourner environ 45 minutes jusqu'à ce que la surface du cake soit bien dorée et que la lame d'un couteau planté ressorte sèche.
Laisser refroidir environ 15 minute et déguster froid ou tiède.

(Pour un petit-déjeuner du dimanche, accompagné d'un thé ou d'un café, d'une salade de fruits frais ou une compote sans sucre ajouté)

***

Kugel pommes cannelle

Pour 4 portions : 60g de pain azyme passé au mixer pour en faire des petits morceaux,25cl d'eau chaude, 100g de sucre, 2 grosses pommes pelées et épépinées et râpées, 2 cuillérées à café de cannelle en poudre, 3 blancs d'œufs battus en neige ferme, un peu de cannelle pour saupoudrer le kugel.

Préchauffer le four à 190°C (thermostat 5/6). Graisser un plat à gratin. Dans un récipient, mélanger l'eau et le pain azyme en morceaux. Ajouter le sucre, les pommes râpées et la cannelle. Incorporer les blancs d'œufs battus en neige et verser ce mélange dans le plat. Saupoudrer de cannelle. Cuire pendant environ 45 minutes.

Pour un petit-déjeuner gourmand et exceptionnel)

***

LES PLATS

Rappel : les plats marqués de ** dans les menus sont ici…

Burger de pois chiches

Pour 2 personnes : Mélanger tous les ingrédients suivants au mixer : 200g de pois chiches égouttés, 1 carotte, 10g de graines de tournesol, 1 petit oignon, une petite gousse d'ail, ½ cuillérée à café de Tahine (pâte de sésame), 1 cuillérée à soupe d'huile d'olive, le jus d'un demi-citron, cumin, sel et poivre.

Former des boulettes aplaties sur une plaque huilée. Faire cuire au four à 180°C pendant 15 à 20 minutes en les retournant à mi-cuisson.

(à consommer avec une belle salade de crudités ou bien avec des légumes en sauce tomate du type ratatouille niçoise)

***

Tofu en salade. Pour 2 pers :

1 bloc de tofu coupé en petits cubes, 2 cuil. à soupe de jus de citron, 1/2 cuil. à café de paprika, 1/4 de cuil. à café de cumin en poudre, sel et poivre, 4 poignées de salade mêlée (salade verte, roquette et épinards par exemple), 6 tomates séchées coupées en petits morceaux, 4 bouquets de brocolis bouilli, 1 poignée de carottes

râpées, 1 poignée de pignons grillés, de l'huile d'olive.

Faites mariner le tofu dans le jus de citron, le paprika et le cumin 1 h au moins. Répartissez sur les feuilles de salade les cubes de tofu et leur marinade ainsi que les autres légumes. Salez, poivrez et parfumez d'un filet d'huile d'olive

(En plat principal, accompagné d'un fruit en compote pour terminer)

***

Velouté de courgettes

Prendre 2 belles courgettes, lavées et découpées en morceaux. Mettez-les dans une casserole et recouvrez-les d'eau avec un bouillon de légumes déshydraté. Laissez cuire pendant 10 minutes environ. La lame d'un couteau planté doit rencontrer la chair de la courgette bien tendre.
Hors du feu, ajouter un filet de crème de coco ou de soja. Mixer. Saler et poivrer selon votre goût.

(Pour une entrée légère ou en plat unique pour un repas très léger du soir. Complété par une portion de fromage et une tranche de pain, par exemple...)

***

Soupe de légumes variés :

Faites cuire ensemble : 2 blancs de poireaux coupés en rondelles et lavés, 4 carottes moyennes épluchées, lavées et découpées en morceaux, deux belles poignées de chou blanc en lamelles, 2 pommes de terre épluchées, lavées et en morceaux. Ajoutez un bouillon cube déshydraté Bio. Recouvrez d'eau et laissez cuire environ 30 min avant de mixer longuement. Salez et poivrez à votre convenance.

(En plat principal, cela peut être accompagné d'une salade)

***

Astuce vitamines et oligo-éléments naturels:
Vous pouvez saupoudrer des paillettes de Germes de blé sur vos soupes ou de Levure de bière sur vos salades, avant de les déguster !

***

La béchamel allégée végétarienne :

Mélanger un grand verre de lait écrémé ou de lait végétal (d'amandes, de coco ou de soja non sucré) avec 2 cuillérées à soupe de Maïzena. Mettre à chauffer sur feu doux en mélangeant jusqu'à épaississement. Assaisonnez : sel, poivre, ail écrasé, curcuma, cumin, selon votre goût.

Velouté de potiron :

Epluchez et coupez une belle tranche de potiron en cubes grossiers. Epluchez, lavez et découpez en morceaux une belle pomme de terre. Pelez un oignon et découpez-le en lamelles. Faites revenir l'oignon dans un filet d'huile de tournesol. Ajoutez le potiron et la pomme de terre en morceaux puis couvrez d'eau. Vous pouvez ajouter également un bouillon déshydraté de légumes, pour le goût. Laissez cuire environ 20/25 minutes à feu moyen. Hors du feu, mixez et ajustez l'assaisonnement (sel, poivre, muscade). Vous pouvez ajouter une cuillérée de crème allégée au moment de déguster.

(Une entrée légère)

***

Potage velouté de légumes variés

Pour 4 personnes
Lavez, épluchez et découpez en morceaux : 1 blanc de poireaux, 3 carottes, 1 belle pomme de terre, 3 petits bouquets de brocolis, deux poignées de chou blanc en lamelles grossières. Dans une grosse marmite, déposez tous ces légumes avec un bouillon cube et recouvrir d'eau. Cuire environ 40 minutes. Mixez. Salez et poivrez.

(En plat unique, accompagné d'une salade)

Gratin de céleri rave

Pour 4 personnes : Faire bouillir le céleri-rave en gros cubes, épluchés et lavés. Egoutter. Préparer une béchamel allégée (150 ml de lait pour 2 cuillérées à soupe de Maïzena, mélangés à froid puis mettre à épaissir sur feu doux). Mixer grossièrement le céleri-rave (avec un écrase- pommes de terre pour purée, cela fonctionne bien) et mélanger la purée obtenue avec la béchamel. Saler, poivrer, saupoudrer de muscade râpée. Verser cette préparation dans un moule à gratin et saupoudrer d'un peu de chapelure. Placer au four et laisser dorer. Servir chaud.

(Pour accompagner un steak végétal…)

***

Gratin de légumes à l'Indienne

Pour 4 personnes : 1 botte d'oignons frais, 2 aubergines, 3 courgettes, 4 tomates, 2 bulbes de fenouil, 2 poivrons rouges, une poignée d'Emmenthal râpé, curry en poudre, sel, poivre.

Préchauffer le four th6/7 (environ 200°C)
Peler et émincer les oignons. Rincer et sécher les aubergines, les courgettes et les tomates. Les couper en tranches, éliminer les tiges les plus dures des fenouils, les émincer. Couper les poivrons, éliminer les graines et les cloisons et découper en lanières.

Déposer tous les légumes dans un plat huilé. Saler, poivrer, saupoudrer de curry, d'un filet d'huile d'olive et d'un peu d'Emmenthal râpé. Enfourner et laisser cuire 45 min à 1 h à four doux (180°C).

(Pour accompagner de riz ou de quinoa, par exemple)

***

Tartinade de légumes

Prendre une belle tranche de pain complet et la passer quelques secondes au four pour la faire légèrement griller.

Tartiner d'un petit avocat écrasé en purée avec quelques gouttes de citron puis de rondelles de tomates, quelques feuilles de basilic ou de coriandre fraiches et de champignons de paris frais en lamelles.

(Servir avec une belle salade assaisonnée de vinaigre balsamique, d'huile d'olive et de noix. Saupoudrer de graines de sésame grillées.)

***

Lentilles cuisinées au soja

Compter 100g de lentilles crues par personne, 2 carottes découpées en fines lamelles, ½ oignon émincé, 50g de tofu nature coupé en dés et du coulis de tomates.

Faire revenir l'oignon dans un filet d'huile d'olive. Ajouter les carottes et faire griller un peu. Ajouter les dés de tofu et lentilles. Couvrir avec de l'eau coupée avec le coulis de tomates assaisonné aux herbes de Provence. Laisser mijoter doucement. Rectifier l'assaisonnement en fin de cuisson.

(Plat complet)

***

Chaussons aux blettes, fromage de chèvre et noix du Brésil

Ingrédients pour 4 personnes :

1 botte de blettes
100g de farine d'épeautre complète
60g de farine de sarrasin
4 c. à soupe d'huile d'olive
1 petit fromage de chèvre pas trop frais de 80 à 100g environ
1 c. à soupe de moutarde
6 noix du brésil

Préparation : Laver et émincer les blettes et faire cuire à l'étouffé pendant environ 15 minutes en commençant par les côtes puis en ajoutant le vert 5 minutes après.

Préparer la pâte en mélangeant les farines et une pincée de sel. Ajouter l'huile et mélanger rapidement à la fourchette. Ajouter ensuite une petite quantité d'eau, de quoi former une pâte. Abaisser sur une feuille de papier cuisson et déposer celle-ci sur une plaque.

Egoutter les blettes et presser le jus avant de les disposer sur la pâte en laissant une bordure de 4cm. Ecraser le fromage en le mélangeant avec la moutarde avant de le disperser sur les blettes. Ajouter les noix grossièrement concassées puis rabattre les bords de la pâte par-dessus la garniture. Cela forme des petits chaussons que vous pourrez faire cuire au four, th -6-7 (v 210°C environ) jusqu'à ce que la croute soit bien dorée.

(Conseillé en plat unique, accompagné d'une belle salade de crudités)

***

Croquettes de petits pois, sauce crémeuse à l'estragon

Ingrédients pour 4 personnes : 500g de petits pois frais (ou en conserve vapeur), 250g de pommes de terre, 1 gousse d'ail pilé, 2 c. à soupe d'estragon frais haché, 2c. à soupe de chapelure, 1 c. à soupe de farine de sarrasin, 1c. à soupe d'huile de tournesol, Sel et poivre

<u>Pour la sauce</u> : 200ml de crème végétale, 2 cuillérées à soupe d'estragon frais haché, 1 cuillérée à soupe de jus de citron, 1 petite cuillérée à café de moutarde à l'estragon, sel, poivre.

Faire bouillir les petits pois frais écossés sauf si vous les avez acheté en conserve vapeur, dans ce cas vous aurez juste à les égoutter soigneusement). Dans une autre casserole, faire bouillir les pommes de terre préalablement épluchées, lavées et découpées en cubes durant environ une dizaine de minutes.

Ecrasez les cubes de pomme de terre à la fourchette et mettre cette purée dans un saladier.

Ajoutez les petits pois cuits, l'estragon haché, la farine de sarrasin et mélanger à la spatule pour ne pas écraser complètement les petits pois.

Former des boules avec la paume de la main en pressant pour obtenir une croquette compacte et roulez-la dans la chapelure.

Cuire ces boulettes dans une poêle huilée en tournant régulièrement.

Pour la sauce : mélangez tous les ingrédients au fouet. Et si vous aimez les sauces plus épaisses, vous pouvez ajouter 1 cuillérée de fécule de maïs mélangée avec un peu d'eau froide puis avec les ingrédients de la sauce et mettre à chauffer dans une casserole sur feu doux jusqu'à épaississement.

***

Taboulé de chou-fleur

L'idée est de remplacer la semoule de couscous par du chou-fleur cru mixé auquel nous ajouterons des dés de tomates, de concombre, d'oignon, du jus de citron, un bon filet d'huile d'olive nature ou parfumée au basilic, des herbes ciselées : basilic, coriandre, menthe, du sel et du poivre moulu.

Cette recette est légère et très rafraichissante.

***

Galettes de farine de pois chiches

Pour 10 crêpes environ : 160g de farine de pois-chiches, 140g de farine de blé, 65cl d'eau, 1 pincée de sel, 1 cc de paprika, 2cc de curcuma en poudre, 1 pincée de cumin

Mélangez tous les ingrédients secs puis incorporez progressivement l'eau en mélangeant au fouet. Laissez reposer environ 30 minutes.

Dans une poêle antiadhésive, faite cuire vos crêpes comme des crêpes traditionnelles.

***

Les galettes de polenta à la farine de châtaigne

Il suffit de jeter de la farine de châtaigne tamisée dans de l'eau chaude salée, et mélanger énergiquement jusqu'à obtenir une pâte identique à la pâte à crêpe épaisse.

Ensuite on fait cuire chaque galette comme on le fait pour des blinis…

***

Tarte aux épinards

Préparer un fond de tarte : 200g de farine de blé coupée avec de la farine de quinoa ou de pois chiche + 100g de margarine végétale, un peu d'eau, une pincée de sel et 1 œuf entier (on peut ne pas mettre l'œuf, cela donne une pâte plus croustillante, plus sèche).

Faire ramollir la margarine et la mélanger rapidement avec la pâte, l'œuf et l'eau. Il ne faut pas trop la « travailler » mais rapidement la mettre en boule et l'étaler du bout des doigts dans un moule beurré ou, encore mieux, tapissé de papier cuisson.

Réserver au frigo le temps de préparation de l'appareil. Mettre le four à chauffer th-6-7 (210/240°C)

Dans un saladier, mélanger des épinards en branche ou hachés, cuits (en conserve ou surgelés ou frais préalablement bouillis). Il doit y en avoir suffisamment pour tapisser tout le fond du moule. Ajouter une briquette de crème de soja ou de coco (25ml), du sel, du poivre.

Verser dans le moule. Vous pouvez saupoudrer dessus soit un peu de chapelure pour le croustillant, soit un peu de gruyère râpé.

Steaks de lentilles

Pour 6 steaks : 90g de lentilles du Puy crues, 100g de flocons de riz, 15 à 20 cl de crème de soja cuisine, 1 botte de persil, 2cs d'huile d'olive, 1 cube de bouillon de légumes, sel, poivre, chapelure de riz.

Rincez une ou deux fois les lentilles puis jetez-les dans un grand volume d'eau froide. Faites cuire avec le bouillon de légumes 20 à 30 minutes après les premiers bouillons. Laissez refroidir.
Mixez avec les flocons de riz, le persil et l'huile d'olive.
Ajoutez la crème de soja, petit à petit, jusqu'à obtention d'un mélange un peu collant. Salez et poivrez.
Versez la chapelure dans une assiette et formez un steak que vous roulerez dans la chapelure.
Faites cuire dans une poêle bien chaude et huilée.

(On peut faire cette recette avec de nombreux autres ingrédients tels que les haricots Azuki, les pois chiches, les petits pois etc... à consommer avec une belle salade ou des légumes cuisinés au jus ou en sauce tomate si les steaks sont trop secs)

***

Salade aux vermicelles de riz, féta et menthe

Déposer un petit paquet de vermicelles de riz (une portion) dans le fond d'un bol et verser de l'eau bouillante dessus pour les réhydrater. Laisser poser 3 à 4 minutes puis égoutter.

Dans un saladier, mélanger des carottes râpées, des tomates cerises coupées en 2, un peu d'oignon frais, quelques feuilles de roquette, de mâche, quelques dés de féta, les vermicelles de riz égouttés et des feuilles de menthe fraiches ciselées. Assaisonner selon votre goût avec du jus de soja, un peu de Nuoc-mam, le jus d'un demi citron et un filet d'huile de sésame. Vous pouvez ajouter une petite poignée de graines de sésames grillées ou bien quelques pignons de pin grillés pour le goût. Dégustez !

***

Tarte à la Provençale

Sur un fond de tarte brisée, tartiner de moutarde puis saupoudrer de gruyère râpé et recouvrir de rondelles de tomates fraîches (les tomates de la variété « cœurs de bœuf » sont conseillées car elles contiennent peu de pépins et leur chair est dense). Saler, poivrer et parsemer d'Herbes de Provence ou Origan. Enfourner environ 25 min four Th 6-7.

***

Salade « orange »

Pour 1 personne : 150g de lentilles cuites, 1 œuf dur, 100/150g de carottes râpées, 1 abricot frais en lamelles (ou 2 oreillettes au sirop allégé en sucre),1 petite boule de betterave rouge coupée en dés, 1cc d'huile de noisette, 1cc d'huile de colza, 1cc de vinaigre de cidre ou de jus de citron, 1cs de ciboulette hachée, sel, muscade.

Mélanger le tout. Assaisonner avec la sauce faite avec le vinaigre de cidre, les huiles, le sel et la muscade. Consommer froid ou tiède.

***

Tian de légumes

Dans un plat à gratin huilé, disposer en rangées des rondelles ou des lamelles d'aubergines, de courgettes, de tomates, d'oignon et de poivrons de manière alternée.
Saupoudrer d'herbes de Provences, saler, poivrer et ajouter un filet d'huile d'olive.
Enfourner à four th 6-7 jusqu'à ce que les légumes soient bien grillés.
Si vous aimez le croustillant vous pouvez ajouter un peu de chapelure sur le dessus.

On peut adapter cette recette à chaque saison. Il l'arrive, en hiver, de mélanger toute sorte de légumes en morceaux : haricots verts, navets, carottes, pommes de terre, patate douce, potiron...puis de procéder de la même manière en ajoutant un filet d'huile d'olive, quelques herbes ou épices selon mon envie (ail, curry, herbes de Provence, parfois un filet de jus de citron...au choix). Laisser cuire doucement jusqu'à ce que les légumes soient presque confits. Ce n'est pas toujours présentable mais c'est délicieux !

Quelques trucs en plus pour vous aider à composer vos menus...

La base d'un menu végétarien est d'être composé d'un féculent accompagné d'un légume, alors aidez-vous des listes ci-dessous pour varier à l'infini...

Céréales et autres féculents	Légumes cuisinés
Pâtes	Ratatouille, Tian de légumes
Riz	Aubergines à la parmesane
Semoule de couscous (froid en taboulé, ou chaud)	Courgettes poêlées, en gratin, en purée, en salade, farcis
Millet	Tomates en salade, farcies, à la provençale, sur une tarte salée, farcies, sauce
Quinoa	Gratin de fenouil, fenouil en salade
Boulgour	Gratin de céleri rave, céleri rémoulade
Pois chiches en salades, en steak végétal	Carottes braisées, vapeur, bouillies, vichy, à la crème, en purée, râpées
Maïs	Avocat en vinaigrette, en purée, guacamole
Petits pois en ragoût, en salade, en steak végétal	Haricots verts en salade, poêlés, en ragout
Flageolets	Asperges vinaigrettes, en omelette

Haricots blancs	Poivrons crus, en salade, à la basquaise, cuits à l'huile d'olive, farcis
Pommes de terre bouillies, vapeur, en purée, en salade, en gratin	Salade verte, mâche, roquette, feuille de chêne…
Patate douce bouillies, vapeur, en purée, en ragout	Brocolis vapeur, bouillis, en salade, en purée
Polenta de Maïs	Chou-fleur cru ou cuit, en salade, en gratin, en purée
Polenta de châtaigne	Chou vert braisé, en ragoût, en soupe
Pain	Choux de Bruxelles, bouillis, en ragoût
Pâte à pizza	Epinards, cru en salade, braisé au wok, bouillis nature ou à la crème
Fond de pâte à tarte (farine de blé, de quinoa, de pois chiche…)	Champignons de Paris crus en salade, farcis, poêlés
Lentilles	Cœurs de palmiers en salade
Mélanges de céréales du commerce (orge, millet, boulgour, quinoa, riz…)	Haricots Mungo, en salade ou poêlés au wok
Vermicelles de riz	Artichauts en vinaigrette, fonds d'artichauts en salade
Pâtes chinoises aux œufs	Céleri, salsifis, poêlés, en soupe
Tortilla de maïs	Blettes en soupe, en tarte salée
Crêpe (farine de blé, de châtaigne ou autre…)	Etc……

BOUGER

Nul ne peut envisager sérieusement de maigrir durablement sans faire un quelconque exercice physique.

Pourquoi ?

Parce que votre organisme fonctionne sur une certaine base énergétique que l'on nomme le métabolisme de base. Ce métabolisme de base MB est, pour simplifier, la quantité d'énergie (de kilocalories ou de kilojoules) qu'il utilise pour subvenir à ses besoins les plus élémentaires (respirer, dormir… à ceci, s'ajoutent toutes les activités journalières : marcher, regarder la télévision, repasser, cuisiner, parler, courir, jardiner, travailler.

Ce MB peut être calculé à l'aide d'un impédancemètre et il dépend principalement de votre sexe, votre âge, **votre poids** et la quantité de masse musculaire présente dans votre organisme.

Si vous perdez du muscle, ce métabolisme baisse.

Si vous perdez du poids, il baisse aussi.

Si vous prenez de la masse musculaire, il augmente.

Cela signifie aussi, en clair, que plus ce métabolisme est élevé et plus vous devrez manger pour le nourrir.

Plus il est bas et moins vous devrez manger car autrement cela vous ferait prendre du poids.

Voyez-vous ou je veux en venir ? Si vous perdez du poids sans entretenir voir augmenter votre masse musculaire, votre métabolisme baissera immanquablement. Lorsque vous cesserez votre régime, il vous faudra conserver une alimentation largement inférieure à celle que vous aviez avant votre régime pour pouvoir vous maintenir à ce poids.

Quel sport choisir ?

Pour la perte de poids, on conseille toujours les activités cardiovasculaires…on augmente le rythme cardiaque et on choisit des sports d'endurance car cela fait perdre du poids. Oui mais…parfois cela fait perdre aussi des muscles !

Cela vous semble bizarre ?

Observez les marathoniens, les trouvez-vous musclés ?

Si l'on fait un sport d'endurance alors que l'on se prive de nourriture pour maigrir, les muscles ne seront pas assez nourris pour pouvoir se développer. Ils vont fondre comme le reste !

La solution est d'œuvrer dans le compromis : une alimentation raisonnée, saine et équilibrée associée à un sport d'endurance, alterné avec un sport de renforcement musculaire. Ou bien les deux associés.

La régularité et la persévérance

Le danger est de se mettre à fond dans le sport pour maigrir et une fois l'objectif atteint : on arrête tout ! C'est une catastrophe. J'ai vu des personnes maigrir de manière spectaculaire et reprendre encore plus de poids qu'avant en moins d'un an !

Organisez-vous de manière durable. Planifiez 3 séances de sport par semaine.

Par exemple :

1 séance de renforcement musculaire

1 séance cardio

1 séance activité de loisir et de détente.

Si vous avez le goût du sport et le temps de le pratiquer de manière durable, vous pouvez en faire plus mais ceci est le minimum à instaurer.

Faire du sport tous les jours de manière intense n'est pas conseillé si cela n'est pas déjà dans vos habitudes ou si ce n'est pas votre métier car cela ne sera pas durable, quoi que vous disiez aujourd'hui et quoi que vous pensiez en cet instant, alors que vous vous sentez, peut-être, extrêmement motivé.

Un excès d'activité physique peut épuiser assez rapidement votre organisme et déclencher toute une série de processus métaboliques qui risquent de le dérégler au niveau hormonal mais il y a également un risque de blessures, de déshydratation, de fatigue musculaire et articulaire pour ne citer que quelques désordres possibles. Et un organisme qui n'est pas habitué à l'activité est encore plus susceptible de souffrir et de se blesser.

Tout ceci pourrait entrainer une cessation d'activité brusque qui aurait des conséquences néfastes sur votre poids.

Misez sur la durabilité et non sur la rapidité.

Choisissez un sport que vous êtes certain de pouvoir pratiquer toute l'année de manière régulière.

Il faut que ce soit un plaisir et que vous pensiez pendant ou après chaque séance : « Comme ça me fait du bien ! »

Le sport est une priorité :

Si vous avez peu de temps au milieu de votre planning, il faut que ce soit facile. Une salle près de chez vous ou bien des appareils chez vous ! Un tapis de gymn et deux haltères c'est une façon excellente de démarrer quelque chose ! Il existe un choix impressionnant de cours sur internet que vous pourrez suivre à votre guise chez vous, l'essentiel est de s'y tenir !

10 minutes chaque jour ce n'est pas compliqué à mettre en place. Au début, on se met un petit coup de pied au

derrière pour le faire mais ensuite cela devient une habitude.

10 minutes cela passe très vite : deux exercices de gainage pour les abdos, deux séries pour le dos ou pour les bras, quelques squats ou fentes avant pour les cuisses… Une fois que vous vous serez habitué vous pourrez peut-être rallonger de temps en temps les séances !

Pour les plus de 40 ans, je conseille vivement les exercices de la méthode Pilates ou bien du Yoga qui en plus de vous aider à vous muscler, vous aideront à maintenir vos articulations et votre souplesse en bonne forme.

Pour ceux qui peuvent s'organiser plus aisément, c'est un luxe dont vous devez profiter…il vous suffit de choisir ce qui vous tente le plus.

2 à 3 mouvements…

L'idée des 2 à 3 mouvements est simple : alternez des exercices de renforcements musculaires avec des exercices cardiovasculaires durant la semaine. Peu importe ce que vous ferez en majorité mais alternez-les.

Par exemple:

- Marche rapide
- Gymnastique
- Natation

Ou bien :

- Vélo elliptique
- Marche
- Corde à sauter

Ou bien :

- Footing
- Musculation

Ou encore :

- Gymn Fitness
- Acquabike

Mais encore :

- Tennis
- Exercices de gainage

Ou encore :

- Danse
- Footing

Ou plus zen :

- Yoga
- Marche rapide ou randonnées pédestres.

Ou :

- Gymnastique
- Equitation.

A vous de jouer et surtout de vous amuser car c'est non seulement bon pour votre santé mais cela sera aussi excellent pour votre mental et votre moral !

Si ça bloque...

Si malgré le fait que vous fassiez du sport et suiviez un régime alimentaire très équilibré et surveillé, votre poids ne bougeait pas d'un pouce, et oui, ça arrive, que faire ?

1 : vérifiez votre régularité.

Il arrive bien souvent que nous pensions très sincèrement faire exactement ce qu'il faut mais que nous fassions des erreurs. Persuadés que ces manquements sont anodins, nous ne les comptons pas dans les causes de notre échec, or, il en faut parfois bien peu pour bloquer un amaigrissement...

Ecrivez sur un carnet tout ce que vous mangez et buvez.

Analysez la régularité. Faites-vous des écarts et de quel ordre ?

Un dessert sucré peu bloquer le poids 2 jours.

Un repas arrosé peu faire remonter le poids (c'est souvent visible 2 ou 3 jours après).

Un excès de fruits ou de compotes, même sans sucre ajouté peu bloquer l'amaigrissement. (On parle ici de plus de 3 fruits par jour, 3 portions de fruits même des fruits les moins sucrés).

Analysez et corrigez. En général, on sait instinctivement ce qui ne va pas, il suffit de le réaliser.

2. vérifiez votre niveau de stress.

Avez-vous des soucis ? Avez-vous la sensation de courir dans tous les sens toute la journée ? Etes-vous obsédé par la balance, par le résultat ? Etes-vous angoissé, déprimé ?

Les émotions négatives et le stress favorisent la fabrication de cortisol et le cortisol n'est pas notre ami lorsqu'il s'agit de perdre du poids (voir le chapitre : Bien maigrir du ventre).

Dans ce cas-là vous devez tout faire pour diminuer votre stress. Je sais que cela n'est pas facile et cela peut prendre du temps mais si vous ne le faites pas, vous risquez de continuer à grossir !

La clé pour éliminer le mécanisme de stockage lié au stress est de réguler le rythme cardiaque. Chaque émotion perturbe ce rythme et les émotions négatives ont un impact encore plus puissant que les positives. Pour le comprendre, vous n'avez qu'à visualiser comment vous vous êtes senti lorsque vous êtes « tombé » amoureux ! En général, les kilos tombent aussi !!! Ensuite, le corps s'habitue...malheureusement.

Par contre, le petit stress quotidien, on ne s'habitue pas et on le dit bien « ça me gonfle », dans tous les sens du terme…

On diminue et on régule le rythme cardiaque en faisant des exercices de respiration (sophrologie, yoga, Pilates, méditation etc.) mais aussi en pratiquant des activités qui aideront à diminuer le stress et qui détendent.

Toutes les activités manuelles, lorsqu'on les apprécie, peuvent jouer ce rôle : coloriage, peinture, puzzle, bricolage, tricot, crochet etc.

Les activités sportives douces : natation, marche mais aussi les activités précédemment citées, le tai-chi etc.

La méditation a la palme en ce qui concerne ses effets positifs sur le stress et sur la santé.

Puis il y a les aides en compléments alimentaires : pour calmer (magnésium), pour mieux dormir (mélatonine), pour favoriser la bonne humeur, la détente (millepertuis, sérotonine, dopamine , Fleurs de Bach : consulter un spécialiste).

Conclusion

Contrairement aux idées reçues, maigrir végétarien, ce n'est pas aussi simple qu'il ne paraît.

Il est évident que si vous aviez jusque-là une alimentation totalement déséquilibrée et axée sur la malbouffe, la restauration rapide et le grignotage sucré, votre organisme ne peut que réagir très vivement à ce grand changement et vous fondrez comme neige au soleil!

Mais en général, celui qui se dirige vers l'alimentation végétarienne, qu'elle soit totale ou flexible, est en recherche d'un meilleur équilibre et il y vient petit à petit. Ce qui est préférable…

En adoptant ce type d'alimentation, plus tournée vers le végétal, on peut dire que vous vous donnez une chance de vivre mieux et de rester en bonne santé le plus longtemps possible. Votre corps éliminera les kilos qui se sont accumulés au fil du temps à partir de l'instant où vous saurez doser correctement les quantités ingérées et que vous composerez idéalement votre assiette. J'espère que ce livre saura vous guider dans ce sens.

Si vous êtes encore omnivore et que vous venez à peine de démarrer le processus de diminuer la viande et les produits animaux, ne soyez pas pressé d'en ressentir les bienfaits immédiatement car il faut du temps pour tout mettre en place mais aussi pour que votre organisme se régule. Pour ma part, j'avoue avoir ressenti de grands changements physiques et moraux plus d'un an après...disons qu'au départ on se sent mieux mais c'est encore fluctuant, pas encore bien installé et progressivement on réalise qu'on est en forme plus souvent puis tout le temps...c'est une sensation vraiment très agréable de ne plus se sentir fatigué (sauf s'il y a une raison qui l'explique, cela s'entend).

Autre chose qui a son importance, c'est la diminution des petites douleurs musculaires ou articulaires, celles qui arrivent sans raison évidente (pas après une séance de sport mais au contraire le lendemain d'un repas copieux et arrosé par exemple), les maux de tête etc... ces maux ne reviennent qu'après un écart trop sucré ou après avoir mangé de la viande (pour les flexitariens). Cela encourage à ne plus en manger ou en tout cas à ne pas en abuser lorsque cela arrive ! Ceci est dû au fait que l'alimentation végétarienne est aussi une alimentation qui régule l'acido-basique, ceci explique cela.

En conclusion on ne dira pas que l'alimentation végétarienne vous permettra de vivre éternellement car nous mourrons, ça c'est sûr. Mais on peut espérer mourir en bonne santé et avec humour ☺

Prenez soin de vous, vous le valez bien !

Sommaire

Avant propos	5
Les différentes facettes du végétarisme	9
Les bases de l'alimentation végétarienne	12
Super-aliments	19
Quelques aliments-clés :	
Le soja	28
Le quinoa	33
Le boulgour	34
Le millet	34
L'orge	35
L'épeautre	35
La châtaigne	36
Par quoi je remplace ?	**37**
Bien maigrir	**41**
Le ventre	41
Les cuisses	47
Les bras	51
Les mollets	52
L'épineuse question des féculents…	**53**

1er plan	**55**
Le petit-déjeuner	57
Les repas	63

<u>Premier plan strict</u>	
Menu strict automne-hiver	**67**
Menu strict printemps-été	**71**
Base générale stricte	**75**

<u>Second plan modéré</u>	**77**
Menu modéré automne-hiver	**77**
Menu modéré printemps-été	**81**
Base générale Plan modéré	**85**

<u>Le coin des recettes</u>	**87**
Petit-déjeuner :	
Pancakes canadiens	87
Salade de fruits de saison	88
Cake au citron et à l'orange	88
Kugel pommes cannelle	89

Les plats :

Burger de pois chiches	91
Tofu en salade	91
Velouté de courgettes	92
Soupe de légumes variés	93
La béchamel allégée végétarienne	93
Velouté de potiron	94
Potage velouté de légumes variés	94
Gratin de céleri rave	95
Gratin de légumes à l'indienne	95
Tartinade de légumes	96
Lentilles cuisinées au soja	96
Chaussons aux blettes, fromage de chèvre et noix du Brésil	97
Croquettes de petits pois, sauce crémeuse estragon	98
Taboulé de chou-fleur	99
Galettes de farine de pois chiches	100
Galettes de polenta à la farine de châtaigne	100
Tarte aux épinards	101
Steaks de lentilles	102

Salade aux vermicelles de riz, fêta et menthe   102

Tarte à la provençale   103

Salade « orange »   103

Tian de légumes   104

Quelques trucs en plus pour composer vos menus...   105

Bouger   107

Si ça bloque   114

Conclusion   117

Sommaire   121

Autres ouvrages du même auteur :

Objectif Métamorphose, mincir définitivement. (Editions BOD)

Moins de Viande (Editions BOD)

Site internet : marielle-lanzalavi.com

© 2017, Lanzalavi, Marielle
Edition : Books on Demand,
12/14 Rond-Point des Champs-Elysées, 75008 Paris
Impression : BoD - Books on Demand Norderstedt, Allemagne
ISBN : 9782322082117
Dépôt légal : août 2017

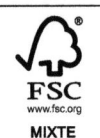